医療法人榎本クリニック理事長・医学博士
榎本 稔

やめられない人々

性依存症者、
最後の「駆け込み寺」リポート

現代書林

はじめに　――今日もクリニックのドアを叩く人がいる

■現代社会が生み出す依存症者の急増

私は東京都内に六ヵ所のメンタルクリニックを運営しています。池袋本院を中心にして、六つのクリニックへ毎日、約九〇〇人の患者さんが通ってきます。

どなたも「心の病」をかかえた人たちです。心の病というと、みなさんは何を想像されるでしょうか。統合失調症、うつ病、ノイローゼなどを連想されるかもしれません。

もちろん、そういう以前からよく知られる病気の人も多いのですが、前述の九〇〇人のうち四人に一人は「依存症」の患者さんです。

依存症にはさまざまなタイプがあります。一番よく知られているのは「アルコール依存症」でしょう。かつては「慢性アルコール中毒」、略して「アル中」と呼ばれていました。酒好きな人は昔からたくさんいましたが、酒なしではいられなくなるのが依存症です。このアルコール依存症は、一九六〇年代の高度経済成長期に急激に増加しました。

同じように高度経済成長期に急増したものに「ギャンブル依存症」があります。競馬、競輪、ボートレース、パチンコなどに過度にのめり込むのがギャンブル依存症です。

世の中の景気がよくなれば、当然、収入も増えてきます。趣味・嗜好の範囲内でアルコールやギャンブルをたしなむのは問題ないのですが、どちらも興奮や快感を伴いますから、習慣になってしまい、やがて生活も省みない依存症へと進むのです。

他の依存症のタイプとして、「薬物依存症」があります。これも一九六〇年代から七〇年代にかけて、急速に増えてきました。大都会の一〇代、二〇代の若者がシンナーやマリファナ、覚醒剤などのドラッグに手を出すようになってきたのです。やがて高額なドラッグが出回り、有名芸能人やスポーツ選手がドラッグ使用で検挙される事件が次々に起こったのはご承知のとおりです。

どの人も、初めは軽い気持ちでドラッグに手を出しますが、非日常的な快感を得られることから常習化し、さらに強い薬物を求めるようになり、しだいに歯止めがきかなくなるのです。

これらの依存症の背景には、高度経済成長や労働人口の大都市集中による都市化、それに伴う核家族化、人間関係が希薄になったことからくる総ストレス社会化などがあります。つまり、時代を映す鏡というべき心の病が依存症なのです。

時代はさらに日進月歩の勢いで進み、いまや情報化社会となり、貧富の差が拡大する格差社会となってきました。急激な社会の変化は、一方でそれに適応できず、ストレスをかかえ込む人たちを生み出します。いわば時代に取り残された人たち、あるいは呑み込まれてしまった人たちがアルコールやギャンブル、薬物などに逃げていくわけです。

社会のＩＴ化がすさまじい勢いで進む近年では、パソコンやスマホに取り憑かれた「ネット依存症」の若者が急増しています。スマホはいまや現代人の生活必需品のようになっていますが、スマホゲームに熱中するあまり、学校へも行かず、ひきこもりになる中学生や高校生が激増しています。

また、「万引き依存症」も増えています。これは都会で暮らす高齢者に多く見られます。とくにお金に困っているわけでもないのに、スーパーやコンビニで万引きを繰り返してしまう。独り暮らしの人や、核家族のなかで自分の居場所のない人たちが万引きに走るのです。

こうして見てくると、依存症は現代社会の縮図であり、「現代病」そのものだということがお分かりいただけるのではないでしょうか。

■依存症の一つとしての「性依存症」

いま述べてきたようなさまざまな依存症の患者さんが当クリニックに通院していますが、ここ一〇年余り、目立って増えてきたのが数々の依存症のなかでも「性依存症」です。

性依存症といってもすぐにはピンとこないかもしれません。具体的には、「痴漢」「盗撮」「のぞき」「露出」「下着泥棒」「風俗通い」「強姦」などの性衝動行為を繰り返し行うもので、そのなかでも一番多いのが痴漢です。全体のほぼ半数を占めています。

アルコールやギャンブル、薬物などが「もの」への依存であるのと対照的に、性依存症は「行為」への依存であり、ほとんどが男性患者さんです。

依存症の厄介なところは、「やめられない」という点にあります。アルコールや薬物が体に悪いと分かっていてもやめられず、廃人のようになるまで続けてしまう。金銭的に生活が破綻してしまうまでギャンブルにのめり込む。これが依存症の典型的なパターンです。

それらは、いってみれば自滅的依存症ですが、性依存症の場合、行為の対象となる相手（多くの場合、女性）がいますから、犯罪になります。しかし、被害女性に対する罪悪感が少なく、自分の興奮や快感だけを求めるのが性依存症なのです。他の依存症と同様に、性依存症の場合も性衝動行為をやめられず、何度も繰り返し、日常生活に支障を来し、やがて犯罪者として捕まってしまいます。

そんな事態になって、一番驚くのは家族です。自分の息子、あるいは夫がそういう行為をしていたことに初めて気づくわけです。家族は困惑し、「どうしてそんな恥ずかしいことをしたのか」と問い詰めますが、どうしてなのか本人にも分かりませんから、答えようがないのです。

家族は本人を連れて近くの病院やメンタルクリニックを訪れますが、どこの医療機関も、そういう性依存症患者にはお手上げです。治療どころかろくに診察もしてくれないというのが現状です。そして、困り果てた家族がようやくたどり着くのが、私たちのクリニックというわけです。こうした性依存症の患者さんは、当院の統計を見ても、二〇〇八年には年間六三人でしたが、年を追って増え、現在では三倍以上になっています。

■性依存症こそ現代病

この性依存症も、現代という時代を背景にした現代病です。むしろ他の依存症より、その色合いが濃いといえます。代表的な性依存症の一つ「痴漢」を例に見てみましょう。

一九八五年、男女雇用機会均等法が施行されました。これによって女性の社会進出が活発化し、男性に混じって女性も朝夕の通勤電車に乗るようになりました。現在でも東京の通勤ラッシュ時の混みようはすごいですが、一九八〇年代の満員電車は比較にならないほどひどいものでした。その満員電車の中で押されるうちに、見知らぬ女性のお尻につい手が触れてしまうという経験は多くの人がお持ちでしょう。一瞬快感を覚えたとしても、すぐに手を引っ込めるというのが普通です。しかし、なかにはその快感を非常に強く感じる人がいます。相手女性の迷惑などまったく考えず、自分の快楽だけを求めて繰り返し、より大胆に行動する。これが性依存症です。

一方で、被害にあう女性側の人権意識もしだいに高まり、二〇〇一年には迷惑防止条例が制定されました。痴漢行為が法に触れることになったのです。ただし、これで痴漢がいなくなったかというと、逆でした。

一〇年余り前、東京の電車の各駅に、「痴漢は犯罪です」という大きなポスターが掲示されていたことをご記憶の方も多いでしょう。しかし、これも逆効果となり、痴漢を減らすことはできませんでした。そこで、鉄道各社は通勤ラッシュ時に「女性専用車両」を設けました。いわば女性客を隔離する対策に出たわけですが、これは表面化しない痴漢がいかに多いかということを意味しています。

かつてアメリカで、飲酒を禁じる禁酒法が施行されていた時代（一九二〇〜三三年）がありました。この法律が生み出したのは、著しくアルコールを飲む人たちでした。禁じられると、逆にそれを求めるのが人間の心の特徴です。性依存症も同様なのです。

■性依存症患者の行き場がない

私たちのクリニックに通う性依存症の患者さんのなかには、何回となく刑務所に服役した人もいます。

痴漢行為で初めて逮捕された場合、たいていは被害者側との示談になり、お金を払って解決に至り、表沙汰にならずにすみます。家族には知られますが、本人の勤務先などに通報されることもほとんどありません。しかし二回、三回と逮捕が重なると拘留され、起訴・裁判ということになります。こうなると勤務先にも知られ、職を失ってしまいます。

実刑判決を受けると刑務所に収監されますが、服役しても本人の性格が変わるわけではありません。出所すると、また痴漢行為に及んでしまうということが繰り返されるのです。

そういう人たちは、いったいどうすればいいのでしょうか。彼らは明らかに性依存症という心の病気なのですから、治療を受ける必要があります。しかし、現在の日本ではその治療施設がほとんどなく、逮捕して刑務所に入れるという対策しかとっていません。もとよりその刑務所で、多少でも矯正治療・教育を受けていると思いますが……。

日本と同じ、というよりもっと極端なのがアメリカです。かつてアメリカの精神病棟は六〇万床もあり、アルコールや薬物依存症、強姦を繰り返す性依存症などを含む精神障害者が収容されていましたが、精神医療改革が進み六万床に減りました。それはいいのですが、病棟を出た人たちを受け入れる施設がありません。

行きどころのない人たちが集まると、そこがゲットー（アメリカにおいて少数民族が居住する地域）化し、犯罪が頻発することになります。警察は彼らを捕らえ、かたっぱしから刑務所に入れます。こうして刑務所の収容者がどんどん増え、かつて二〇万人ほどだったのが一〇倍の二〇〇万人にふくれあがったという統計もあります。

アメリカと正反対の道を進んだのがイタリアです。一九七八年、フランコ・バザーリアによる精神医療改革運動が起こり、国中の精神病院を全廃してしまったのです。といっても患者を野放しにしたわけではなく、国営で全国各地に地域精神保健センター（七〇〇ヵ所以上）をつくり、そこで治療を受けさせることにしたわけです。

イタリアの実情については、私も何度か現地を視察しており、それについては本文で詳しく述べますが、アメリカと比較した場合、どちらが依存症対策として有効であるかはご理解いただけると思います。

アメリカとイタリアの中間にあるのが日本ですが、必ずしもいい意味ではありません。日本の精神病棟は増えこそすれ、一向に減っていません。これは日本の保険制度によるもので、入院患者さんを多く抱え込んでいることで経営が成り立っているからです。また、依存症の患者さんについては、精神病院の医師は敬遠しがちというのが現状です。

では、依存症の人たちはどうなるのでしょうか。たとえばアルコール依存症の人が酔っ払って暴力行為を犯した場合、当然逮捕されます。薬物については、使用はもちろん、所持しているだけでも捕まります。性依存症の痴漢行為も同様です。

捕まえて閉じ込めるという取り締まりが基本になっているわけですが、出所後の受け皿がきわめて貧弱なのです。アルコール依存症なら各地に断酒会があり、薬物依存症も患者同士の自助グループがありますが、どこも民間の運営で細々とやっているのが実情です。

性依存症となると、そういう受け皿はほとんどありません。アルコールや薬物の場合、本人に自分は依存症という自覚は多少ありますが、性依存症の場合、患者さん本人に自分が病気という意識、すなわち病識がないのです。当然ながら性依存症の患者さんが自ら進んで医療施設を訪ねて来るということはまったくありません。

そこで先ほど述べたように、家族が手を尽くしてあちこち探すのですが、性依存症の患者さんを引き受ける精神病院もメンタルクリニックもほとんどありません。医療者側が依存症についてよく理解しておらず、性依存症となるとたいがいの精神科医は治療経験もありませんから、門前払いです。

それでも何とかしたいと思う家族は、インターネットで調べたり、警察や弁護士の紹介を受けたりして、私たちのクリニックの存在を知ります。病識のない患者さん本人はクリニックへ来ることを嫌がりますが、といって刑務所に戻ることはもちろん望まず、渋々ながら家族に連れられ受診するというのが最も多いケースです。

■性依存症患者の、ここは最後の駆け込み寺

先ほど依存症の患者さんを受け入れる医療施設がほとんどないと述べましたが、これには理由があります。大学医学部の精神科教育では、依存症が取り上げられることはごく一部だけです。ほとんどの医学生が、依存症についての研究も臨床経験もないままに精神科医になっています。これでは、依存症の患者さんを前にして、自信を持てるわけがないのも道理です。

私が精神科医になって、ほぼ六〇年が経ちます。精神病院勤務を経て、山梨大学保健管理センター助教授、東京工業大学保健管理センター教授などを務めたあと、一九九二年に榎本クリニックを開業しました。

精神科医としての私は、初めから依存症についての研究と治療に情熱を注ぎ込んできました。古典的な精神医学理論より、現代社会が生み出す現代病としての依存症に関心を抱いたのです。日本にはこの分野での先人がきわめて少なかったため、ほとんど独学で海外の文献などを研究し、試行錯誤しながら臨床経験を重ねてきました。

海外における実情を調べるうちに、イタリアの精神医療改革運動に大いに共鳴しました。精神病院を全廃し、代わって全国に七〇〇ヵ所もの地域精神保健センターをつくるという偉業に感動すら覚えたものです。

いまの日本に必要なのはこれだと、我が意を得た思いで、東京・池袋駅近くにクリニックを

建てたのですが、最初は大変でした。「精神障害者が集まるクリニックを街中につくるなどとんでもない」と、地元から反対の声があがったのです。

現在もそうですが、精神病院は主に郊外にあり、退院した人たちが通うメンタルクリニックも不便な郊外というのが通例です。しかし、依存症患者さんはたいてい都会に暮らしています。都会の交通も便利なところに建てなければ、通院も継続しません。

地元の方々と粘り強く話し合った結果、ようやく池袋に第一号のクリニックが完成し、やがて都内六ヵ所に広がりました。どこも駅近くに位置しています。のちほど詳述しますが、依存症の治療には、何より継続することが大切なのです。そのために通院しやすい場所が必要です。性依存症の患者さんは、女性の乗客が多い電車での通院が危険なこともあり、車による無料送迎も行っています。

私がここまでクリニックを広げたのは、イタリアの精神医療改革を見習おうとしたからにほかなりません。

心の病を抱えた人たちを真に治療するには、精神病院でも刑務所でもなく、地域に根差したクリニックが必要です。イタリアとの人口比でいえば、日本全体で一〇〇〇ヵ所の地域精神医療センターが不可欠であり、東京都内だけでも一〇〇ヵ所は必要です。

私たちのクリニックのほかにも、依存症患者さんを受け入れているところがないわけではありませんが、ほんのひと握りです。また規模も小さく、治療プログラムもごく限定的なものです。

私たちのクリニックは、六ヵ所全体で約三〇〇名のスタッフがいます。そのうち医師は非常勤を含め約五〇名、他に看護師、ソーシャルワーカー、臨床心理士、助手などがいます。治療プログラムも医師の診察だけではなく、毎日のデイナイトケアをはじめ、毎月のように行う催し物など、日本はもちろん、海外の精神医療施設に比べても遜色ないものと自負しています。

ただ、まだわずか六ヵ所にすぎません。地方にはこのようなクリニックは皆無に近く、北海道から九州まで全国各地の患者さんが受診に来られます。そういう方々はクリニックの寮に入ったり、近くにアパートを借りたりして通院しています。このように行き場のない患者さん、あちこちの病院やクリニックから見放された患者さんたちがたどり着く「最後の駆け込み寺」のようになっているのが、私たちのクリニックです。

しかし私にとっては、最後ではありません。私がめざす精神医療改革は、やっと緒についたばかりです。もっともっと同じ志を持つ医師やクリニックが増えてほしいという願いから、この本の執筆を思い立ちました。

またこの本は、性依存症がどういう病気であるかも分からず、自分自身の衝動をコントロールできずに彷徨っている未知の患者さんやご家族の方たちも念頭に置いて書いています。

そのため、本書にはさまざまな患者さんの事例を紹介しています。もちろんプライバシー保護のため本名や住所は伏せていますが、どの事例も私をはじめ、多くの医師やスタッフが実際に向かい合ってきた、あるいは向かい合いつつあるものばかりです。

心の病は目に見えません。内臓疾患のように病巣を除去すれば治るというものでもありません。根気強く治療する以外に道はないのです。私が六〇年間にわたって経験し、積み重ねてきたものが、その治療の根幹になっています。

読者の一人ひとりが、本書から性依存症について何かを学び、気づくことがあれば、私にとっては何よりの喜びです。

やめられない人々――性依存症者、最後の「駆け込み寺」リポート　**目次**

第4章 性依存症患者とその家族を救うために

第1章　性依存症の実態とそこに潜む心の闇

あなたの身近にも性依存症の人が

「はじめに」で述べたように、依存症にはさまざまなタイプがあります。アルコール、ギャンブル。薬物、ネット、万引き、性などで、これらの依存症には共通のメカニズムが見られますが、それについては第2章で詳しくお話しすることにしましょう。

この本でとくに性依存症にスポットを当てたのは、すべての依存症が家族をはじめ周囲に迷惑をかけることになりますが、性依存症は犯罪にいたることが多いからです。もちろん薬物や万引きも犯罪行為として罰せられますが、対象は「物」であり、特定の被害者はいません。しかし、痴漢をはじめとする性依存症には対象となる被害者がいます。

その性依存症がここ一〇年ほどで急増し、私たちのクリニックを受診する患者さんが増えたことも「はじめに」で述べたとおりですが、問題はその人たちが氷山の一角にすぎないということです。

たとえば痴漢行為で逮捕された人は、それ以前に何回も痴漢を繰り返しているのが通常であり、本人は「今回は運が悪くて捕まった」と思っています。裏を返せば「運よく、捕まらずに痴漢を繰り返している人」が、数からいえば何十倍、何百倍、もしかすると何千倍もいるかもしれないのです。

では、どんな人が性依存症になるのでしょうか。おそらく「低学歴で所得も少なく、性欲の強い人」、そんなイメージをいだくことでしょう。そういう人もいますが、実際には「高学歴でちゃんとした職業につき、社会的地位も比較的高い人」がかなり多いのです。

つまり、あなたが尊敬する会社の上司、あるいはご主人やご兄弟など、ごく身近にいる人が性依存症に陥っているのかもしれないわけです。周囲には真面目で紳士的と見られている人が、ひそかに痴漢や盗撮、のぞきなどを繰り返しているかもしれないのです。

性依存症という心の病は「現代病」です。

複雑多様化した現代社会が生み出したものといえますが、同時に性は人間が生きていくうえでの根源的な問題でもあるのです。人類が誕生して以来の永遠の課題でもあり、現在、七〇億人に及ぶ世界の人々のうちのだれ一人、性に無縁の人はいません。

そういう普遍的なテーマである性（愛）をめぐって人間はさまざまな行動をとります。夫婦間や恋人同士の行為は、文字通り性愛ですが、そこから愛が抜け落ち、見知らぬ人に対し衝動的に性だけに向かうのが性依存症といえるでしょう。

こういうとモンスターのようなイメージをいだかれるかもしれませんが、性依存症の人たちは決してモンスターではありません。

それどころか、先ほど指摘したように、社会的にはごく普通のきちんとした人たちであることが多いのです。

そこに性依存症の深刻な問題があるのです。彼らは自分自身でもなぜ、そのような衝動に駆られてしまうのか分からないまま、行為に走ります。心のなかに〝闇〟をかかえたそういう人たちは、今後も増えこそすれ減ることはないでしょう。

だからこそ、性依存症とは何か、その実態はどういうものなのかを知る必要があるのです。性犯罪者として逮捕され、一生を棒に振らないように、本人はもちろん、家族や周囲の人たちにも気づいてほしいと思います。

性依存症をどう判断するか

私たちのまわりには、ポルノ雑誌やアダルトビデオなど、性的好奇心をあおる物があふれています。ＩＴ社会のいま、パソコンのアプリを操作すれば、だれでも簡単にポルノ画像を見ることができ、なかには男女の性交場面を動画で映し出すものもあります。

もちろん、そういう事情は日本にかぎりません。欧米では日本よりはるかに性がオープンにされています。実際の性交シーンをふんだんに盛り込んだポルノ映画が、昼間から映画館で上映されている国もあります。

ただ、そういうポルノ映像やポルノ雑誌を好むからといって、それだけで性依存症の判断を下せるかというと、これがなかなか難しいのです。一例をあげましょう。

日本のある私立大学で教鞭をとり、教授として定年退職した男性が亡くなりました。家族が遺品整理をしたところ、書斎の机の鍵がかかる引き出しから、国内外のポルノ雑誌が大量に見つかったのです。

おそらく家族が寝静まった深夜などに、それらのポルノ雑誌を一人で見ていたのでしょう。しかし、その元大学教授は性的問題行為など一切起こしていませんでした。近年の流行にもなっているセクハラやパワハラにもまったく無縁、周囲からも尊敬される教員生活を全うしたわけです。

品行方正といわれる人が、深夜ポルノ雑誌に読みふける。そういう人を性依存症と診断するかどうかは、医師にとっても難しいのです。もし彼が、ポルノ雑誌に刺激され、通勤中の電車内で、若い女性に痴漢行為をしたとすれば、どうでしょうか。興奮と快楽を覚え、それを繰り返すようになれば明らかに性依存症です。ただ、一回きりで良識を取り戻し二度と痴漢行為をしないものの、ポルノ雑誌は見続けるという場合、性依存症と診断することは、賛否の分かれるところでしょう。

このように性依存症の判断、正常か異常の見極めは難しいのですが、医師としては診断を下さなければなりません。

もともと依存症という用語は、WHO（世界保健機関）が提唱したものです。依存症全体の定義を要約すると、「ある快感を覚えた特定のものごとを繰り返し行うことによって、さらなる刺激がほしくなり、ほかのことに優先してそれをせずにいられない、しないことが耐えがたい状態」とされています。

WHOでは「国際疾病分類」（ICD）を発表しており、依存症については「精神および行動の障害」にまとめています。このICDは時代の変化に合わせて改訂を行っており、現在はICD－11が最新版です。

改訂にあたっては日本の医療界からもさまざまな提案をしており、これを日本の依存症診断の基準とみなすこともできますが、こと性依存症に関しては、やや実情とのズレがあります。たとえば日本の性依存症の半数を占める痴漢は、ほとんど日本だけに見られるタイプです。欧米では強姦を繰り返す性依存症が多いのに対し、日本では極めて稀です。そこには日本と欧米の文化の違いが背景にあるのですが、それについては後述します。

欧米と日本での性依存症の相違は

さて、ＩＣＤ－10による性依存症の分類について紹介すると「性嗜好障害」として、以下の九つの症例があげられています。欧米と日本との実情を比較しながらそれぞれ説明していきます。

①フェティシズム
②フェティシズム的服飾倒錯症
③露出症
④窃視症
⑤小児性愛
⑥サドマゾヒズム
⑦性嗜好の多重障害
⑧他の性嗜好障害
⑨性嗜好障害、特定不能のもの

①②の「フェティシズム」とは、異性の衣服や履物などに異常な愛着を示す症例を指します。日本では、女性の下着を盗む事例がよく見られ、これもフェティシズムの一種です。洗濯して干してある下着を盗むために他人の家の庭に入り込んだり、なかには団地の二階や三階にまでよじ登ったりして盗むケースもあります。当然ながら、住居不法侵入や窃盗の罪に問われます。

②の場合は、女性用の衣服や装身具を身につけることで性的興奮を得ようとする症例です。なかにはカツラをかぶり化粧をして完全に女装することでオルガズムを覚える人もいます。日本にも女装を好む人はいますが、欧米ほど多くはないようです。

③の露出症は、見知らぬ女性や公衆の面前で自分の性器をさらけ出し、相手の驚きの反応を見て性的興奮を得る症例です。日本でもかなり多く見られますが、欧米ではもっと多い症例です。

④の窃視症は、いわゆる「のぞき」です。これは欧米より、日本のほうがずっと多い症例といえます。「出歯亀」と呼ばれ、入浴中や就寝中の女性をのぞく行為は昔からよく見られましたが、デパートや学校で女性用トイレをのぞく行為も増えています。さらに、近年頻発しているのが、駅やデパートのエスカレーターなどでのスマホによる「盗撮」です。これも窃視症に含まれます。

⑤の小児性愛は、思春期以前の子供に対して性的行為をする症例です。少女だけに、あるいは少年だけに執着する例もあれば、両方に興味を持つ例もあります。日本でもしばしば見られる症例ですが、「性愛」という訳語はふさわしくないようにも思えます。相手への愛などなく、ただ自分の性的興奮だけを求めているからです。

⑥のサドマゾヒズムについては、とくに説明を要しないでしょう。裸の女性を縛ったり鞭打ったり、あるいは逆の行為で性的興奮を得る症例です。日本にもそういう行為を目的とする風俗店があるようですが、欧米のほうがはるかに多いといわれています。

⑦は、これまでのような性嗜好を二つ以上持つ性依存症です。日本では一つの行為だけを繰り返す一方向性がほとんどです。

⑧の性嗜好障害は、ＩＣＤ－10で「卑猥な電話をかけるとか、混みあった公共の場所で性的刺激のために人と接触すること」などが例としてあげられ、「比較的まれ」とされています。痴漢行為がここで初めて登場するわけですが、日本では性依存症の半分を占める痴漢が欧米で少ないのは、先ほど少し指摘したように、背景に文化や習慣の違いがあるからです。

欧米では、男女が挨拶をするとき互いにハグしたり、頬にキスしたりするのが、ごく当然とされています。つまり日常的に相手の体に触れますが、一方の日本ではお辞儀をして挨拶します。握手を交わす場合もありますが、これは明治以降、西洋から入ってきたもので、本来、日本では相手に触れないことが礼儀とされているわけです。

「男女七歳にして席を同じうせず」という古い言葉が象徴するように、幼少期から女性と距離を置くことをしつけられ、触れることをタブーと教えられているのが日本人です。それが逆に痴漢行為に走る性依存症の人を増やすことになっているともいえるでしょう。

以上、WHOの分類を見てきましたが、アメリカでも独自の性依存症の定義と分類をしています。それが米国精神医学会による「DSM」で、こちらも時代に合わせて改訂が行われ、現在の版は「DSM－5」です。

DSMでは性依存症を「性嗜好異常」として表現しています。WHOの「障害」とは異なりますが、ほぼ同意義です。九つに分けられた分類内容についても、WHOのものと順序は違うもののほとんど変わりません。ただDSMでは各症例について「少なくとも六ヵ月間にわたり」という依存行為の期間を規定しています。DSMを手引きとして医師が診断し、それに基づいて医療保険が適用されるため、より厳密になっているわけです。

先に欧米では痴漢行為が稀なのに対し、強姦が多いと述べましたが、ICDにもDSMにも強姦を性依存症としては分類していません。これは強姦が極めて悪質度の高い性犯罪であり、性依存症の範疇を超えているとみなされているからでしょう。

しかしながら現実的には、「連続レイプ魔」と呼ばれるような事件が欧米ではよく起こっています。日常の挨拶でハグやキスなど女性の体に触れることが多いため、日本の痴漢のようにこそこそと行うのではなく、いきなり襲いかかるわけです。

文化の違いから表れ方にも違いが生じるのですが、痴漢を繰り返す人も、強姦を繰り返す人も、病理的には性依存症患者とみなすことができるでしょう。

ここまで性依存症について大まかに見てきました。性依存症患者＝性犯罪者という決め付けはできませんが、そうなる可能性が非常に高いのも事実です。性犯罪者になれば、本人や周囲に及ぼす影響は実に大きく、職を失ったり、家庭崩壊に陥ったりの悲惨な事態を招きます。そうならないために、まず性依存症という心の病を知ることが必要なのです。

性依存症の実態については、これまでほとんど知られていません。ときおり猟奇的な事件が起きると、週刊誌などが取り上げますが、興味本位の記事ばかりです。それでは、かえって性依存症に対する理解を妨げることになります。

そこで、私たちのクリニックを受診した患者さんたちのなかから、いくつかの事例を紹介し、ご一緒に考えていきたいと思います。本名や住所は伏せており、すべて男性で、年齢はクリニック初診時のものです。

事例1

窃触症

◎痴漢

逮捕されるまで一〇〇回以上繰り返された痴漢行為（Aさん・三五歳）

Aさんが来院したのは二〇一七年のことでした。これまで痴漢行為で二回、迷惑防止条例違反で逮捕されていた彼は、同年四月、今度は強制わいせつ罪で逮捕されました。痴漢行為の場合、女性の着衣の上から体に触れることは迷惑防止条例違反となりますが、相手のスカートの中に手を入れ、直接体に触れると強制わいせつ罪を適用されることが多いのです。

相手女性は示談に応じず起訴されました。執行猶予つきの有罪判決となり、保釈中に弁護士の勧めで当クリニックを訪れたのです。奥さんに連れられてやってきたAさんは、精神科受診が初めてなので、もの珍しそうにクリニック内を見回していました。

診察を始め、生まれ育った家庭環境などを尋ねているときは、ごく平静に話していましたが、痴漢行為の質問に移るとそわそわとした様子を見せるようになりました。隣に座る奥さんのことが気になるようなので、奥さんに席を外してもらいました。こういうケースは珍しくありません。

性依存症の人が一人で来院することはなく、たいてい親や奥さん、あるいは兄弟に連れられてきます。家族の前で性に関することは話しにくいものです。自分が「恥ずかしい行為」をしたことは分かっているからですが、それに伴う罪悪感はほとんど持っていません。さらに、自分が性依存症という心の病気であることは、まったく意識にありません。ここが性依存症の厄介なところです。

Ａさんの成育歴とこれまでの痴漢行為を簡単にたどってみます。

関東地方のサラリーマン家庭に生まれ育ったＡさんは、小・中学時代はごく普通の少年でした。内気な性格で女子が苦手、好きな女の子を想像しながら自慰をしていたそうですが、これも中学生として普通のことです。

痴漢行為のきっかけは、高校生になって電車通学をするようになってからです。ある日、混んだ電車内で自分のノートの針金部分が横に立っていた女子高生のスカートに引っかかり、太股が見えたことから、セーラー服への関心が募りました。ＡＶサイトの女子高生ものや、痴漢サイトを見るようになりましたが、実際の行為としては、電車の揺れに乗じて相手に軽く触れる程度でした。

本格化したのは、東京の中堅私立大学を卒業しＩＴ会社に就職してからです。文科系出身でしたが、システムエンジニアとして配属されました。慣れない仕事のうえ、上司が厳しくストレスが溜まっていきましたが、それでも真面目に勤め続けていました。

ところがある日の朝の満員電車内で、目の前の若いOLの尻にそっと触れたところ、相手はとくに嫌がる様子を見せませんでした。この経験からAさんは痴漢行為にはまっていったのです。痴漢は「やり方を学習する」といわれます。つまり、繰り返すたびに巧妙になっていくわけです。

駅のホームで痴漢ができそうな女性を物色します。スカートをはいた気の弱そうな女性を見つけ、背中にぴったりくっついて電車に乗り込み、行為に及びます。同じ女性に複数回の痴漢行為もしています。相手女性の乗車する時間帯を調べ、待ち伏せするわけです。

女性たちは無抵抗で、Aさんは「相手も喜んでいると思っていた」と言います。被害にあった女性たちは喜ぶどころか、恐怖で金縛り状態になっているのですが、それに思いいたらないのが性依存症です。

会社でのストレスが強くなるにつれ、痴漢行為も増えていき、「一〇〇回はやった」と言います。一般に痴漢は行為そのものに快感を覚え、射精しないのが通常ですが、彼の場合、射精もしばしばだったそうです。射精までいたらないときは、会社に着いてから、相手女性の体の感触を思い出しながらトイレで自慰していました。被害女性たちに対する罪悪感はまったくなく、「一種のゲーム感覚」だったと言います。

二九歳のとき、痴漢行為のことを隠したまま結婚しました。しばらくは痴漢をしなかったのですが、奥さんの出産を機に痴漢を再開、「痴漢は犯罪です」という駅のポスターを見て、「かえってエキサイティング感を覚えた」と言います。

あるとき、相手女性が声をあげ逮捕されましたが、迷惑防止条例違反の罰金刑ですみました。その半年後、再び条例違反で罰金刑を受けたものの、会社にも奥さんにも知られることはありませんでした。しかし、行為がエスカレートし、三四歳のとき、冒頭で述べたように強制わいせつ罪で逮捕され、相手女性が示談に応じず起訴されたのです。

会社にも知られ解雇されました。奥さんも初めて自分の夫の行為を知り、愕然としたそうです。離婚も考えましたが、幼い子供のことを思い、踏みとどまったそうです。

こうして当クリニックへ訪れたわけですが、私が「あなたは性依存症という心の病気ですよ」と言っても、Aさんはぽかんとした表情でした。初めて聞く言葉だったのです。正式な診断名は「性嗜好障害（窃触症）」であり、罪悪感などなく、ゲーム感覚で一〇〇回以上も繰り返していたことから「反社会性パーソナリティ障害」の診断もしました。これ以上繰り返して痴漢行為をすれば、執行猶予も取り消され、長期服役の可能性もあります。

さすがにAさんも自分の置かれている状況を理解したのでしょう、当院の治療プログラムに参加するようになりました。再び罪を犯させないようにするのが性依存症の治療の要です。のちほど詳しく述べますが、本人に対するさまざまなプログラムの他に、家族を対象にした会もあり、それに参加している奥さんは「妻の私が、夫のことをもっと気遣っていれば……」と語っています。

会社でのストレスから痴漢行為に走ったAさんですが、日常生活のなかで、何か兆候があったはずです。この本では、「性依存症を見つけるチェックポイント」も掲載していますので、ぜひ参考にしてください。

事例2 フェティシズム

八回の実刑を経験してもやめられないハイヒール魔（Bさん・三四歳）

Bさんは女性のハイヒールに異常な執着を示し、ハイヒール盗を繰り返して八回も刑務所に服役しました。単なる盗みではなく、駅の階段などで前を歩く女性に対し、いきなりハイヒールを奪い取るのです。あまりにも異常な行為と思われるでしょうが、性依存症の典型的症例ともいえ、私は精神神経科の専門医レポートとして報告しました。

来院したのは二〇一六年二月一五日。服役を繰り返した末、困り果てた父親が法務官に相談したところ当院を勧められ、本人を連れてきました。小太りの体型で猫背、メガネをかけ、ニヤニヤと薄ら笑いを浮かべており、異様な印象を受けました。こちらの質問には、遅れぎみながら淡々と答えました。

まずBさんの成育歴です。三人兄弟の次男として都内に生まれ、小学二年のとき、隣県M市に移転しました。学校になじめず、いじめを受けていました。

小学校入学以前に母親のハイヒールに特別な関心を持つようになり、小学三年時からハイヒールを見ると性的な欲求を感じるようになりました。中学二年時、初めてハイヒール盗を行っています。高校時代はサッカー部のレギュラー選手として活躍し、推薦で大学に入学。部活はバレーボール部に所属しましたが、女子バレーボール部との合同練習で性的に興奮し、それに刺激されてハイヒール盗を繰り返すようになったのです。

Bさんの場合、女性が身につけた特定の物に執着するフェティシズムの典型的症例です。彼の病歴はそのまま犯罪歴でもあります。未成年時に医療少年院に入所（大学は退学処分）したのをはじめ、少年刑務所、成人してからは各地の刑務所服役と、計八回に及びます。

その行為は、ハイヒールを履いた女性を見ると追いかけて行き、追いついた相手の左足に履いているハイヒールの踵《かかと》をつかんで盗ってしまうというやり方です。当然、被害女性は驚き、叫んで逃げてしまいます。「どうしてそんなことをするのか」とこちらが訊くと、答えは「自分でも分からない」。ハイヒール盗がうまくいくと「スリルと快感、達成感を感じるが、罪悪感を持つことはない」と言います。

盗ったハイヒールはどこかに捨ててしまうこともありますが、家まで持って帰ったときには、ハイヒールの踵を自分の肛門に入れてマスターベーションをして射精することもあると言います。彼の女性関係については「セックスはしたいと思うけど、女性と話すことは怖くてできず、童貞」だと言うのです。

前述のDSMの定義で、「反社会的パーソナリティ障害」と呼ばれるものがあります。これは他人の感情への冷淡な無関心、社会的規範を無視し、相手を性の対象としてしか見ない人格障害ですが、Bさんはこの典型例です。

彼の場合、逮捕して服役させるだけでは矯正効果は期待できません。本人と父親に性依存症という心の病気であることを説明し、当院の治療プログラムに参加してもらいました。駅の階段でハイヒール盗を行うことが多いBさんは、電車での通院は衝動が起こる可能性が高く、クリニックの近所にある寮に入ってもらいました。従順に治療を受けていたのですが、半年余り後、女性にしつこくつきまとって体に触れ、逮捕され拘留されました。

それを知った私たちは、性依存症治療の難しさを改めて実感させられたものです。治療中も「ハイヒール盗のファンタジーがずっと消えない」と話していたBさんの心に潜む闇は、医師の想像を超えるものなのかもしれません。

彼はその後も三年以上、デイナイトケアに通って来ており、再発はしていません。

事例3　露出症

「キャー」と逃げて行く相手を見ると、たまらない快感を覚えるという（C君・一六歳）

C君が小学校五年生のときでした。体育の水泳時間に着替えるためプールサイドで腰にタオルを巻いていました。そのとき友人がいたずら半分でC君のタオルを取ってしまったのです。全身素っ裸になり、男性器が丸見えです。それを見た女子生徒たちは、一斉に「ワァー」とか「キャー」と叫び騒ぎました。

こういう場合、普通の男の子なら恥ずかしいという感情になりますが、C君はそのとき「すごくいい感じがして、たまらない快感が全身を走った」と言います。露出症の始まりです。

それから、たまに学校の廊下で女子生徒が二、三人で向こうからやってくると、すれ違い際に男性器を露出して見せるようになりました。女子生徒たちが「ワァー」「キャー」と騒いで逃げるのを見るたび、最初のときのような快感を覚えるのです。小学校の先生からは、とくに注意されることもありませんでした。

中学・高校は男子のみの進学一貫校だったので、学校での露出行為はしていませんでしたが、高校一年のとき、通学電車の中で知り合いの女子高生と出会い、露出してしまったのです。女子高生は叫び声をあげ、車内も騒ぎになりました。学校側に通報され、C君は退学処分になってしまいました。

その直後、母親に連れられて当クリニックへ相談に来ました。母親は学校に呼び出されて初めて、息子の露出行為を知らされたのです。まさに青天の霹靂、びっくりしてしまったと言います。性的な問題を相談する相手もおらず、どうしていいか分からないままインターネットを検索しているうち、当クリニックを知り訪れたわけです。

お母さんの話によると、C君は通常出産でしたが、二歳過ぎまで「アー」とか「ウー」としか発語しませんでした。それが三歳頃から急に発語するようになり、幼稚園に通い始めると、数字に興味を持ち始めました。自動車のナンバーとか電話番号とか、カレンダーの日付や年中行事の日付を正確に記憶するのです。

小学生時代は電車に興味を持ち、高架線の上から数時間にわたって電車を見たり、鉄道図鑑を読んだりして電車の型式を全部記憶していました。人と話すことは苦手で自分から話しかけることはなく、とくに女の子とは話したこともないそうです。これらの特徴から彼は「アスペルガータイプ」の少年だったと推察できます。

露出行為で高校を退学させられたC君は、大検の資格を取って進学するため予備校へ通い始めました。その傍ら、週一回当クリニックの外来で治療を受けるようになりました。

予備校での勉強に集中しているときは問題ないのですが、集中力が切れると露出行為が頭に浮かび、勃起してしまいます。そこで、事前に準備したうえ廊下ですれ違う女生徒の前で、またもや男性器を露出。相手が「キャー」と叫んで逃げ出して行くと、「心臓がパクパクして頭も真っ白になり、大急ぎで男子トイレに駆け込んで自慰行為をする」と言います。

さらにC君はこう言っています。「露出行為がいけないことだとは思うが、自分ではどうにも抑えることができない。分かっているけどやめられない」。この「分かっちゃいるが、やめられない」というのが性依存症に共通したパターンなのです。

C君は異常に性的好奇心が強いかといえば、そうとはいえません。「エッチな漫画を見たこともないし、ポルノDVDを見たいとも思わない。痴漢や盗撮など考えたこともない」そうです。

結局C君は、大検の試験に合格し、第一志望校ではないものの大学に進みました。大学入学と同時にクリニックへも来なくなりましたが、現在は卒業して社会人として歩み始めたはずです。

何かに集中すれば高い能力を示すC君です。そういう仕事を見つけ、性依存症から脱してくれていることを祈るばかりです。

事例4 窃視症

回 盗撮

「相手には悪いが、盗撮は私の生きがい。やめると絶食しているよう」（Dさん・二七歳）

関東近県のごく普通のサラリーマン家庭に生まれ育ったDさん。小・中・高を通じて成績も良く、大学も第一志望の私大に入学しました。卒業してアパレル関係の会社に入ったものの、理想と現実のギャップに対応できず、ＩＴ関係の会社に転職しました。

ここまで見ると、順風満帆の生き方に思えます。転職も今の時代には珍しくなく、むしろ人生のステップアップと考える若者が多いものです。しかしDさんの場合、転職した頃から、それまでの順調に見えた歩みに狂いが生じます。それには、過去のある「のぞき行為」が関係していました。

高校時代、修学旅行中の旅館でのことでした。男湯から女湯へ通り抜けることができる立ち入り禁止の通路をたまたま見つけたDさんは、その通路に入り女湯をのぞいてしまったのです。目の前には同じクラスの女子生徒の裸体。それを見た彼は衝撃を受けました。相手からは見えないようになっており、翌日も女湯をのぞき、我慢できずにマスターベーションを三回連続で行いました。このときの光景は今も忘れられないと言います。三日目、またのぞいている現場を旅館スタッフに見つかってしまいました。警察に通報されましたが、始末書の処分ですみました。

この経験をDさんは記憶の底に沈めたまま大学生生活を送り就職したのですが、転職してから人間関係に悩み、ストレスを感じるようになりました。そんなとき、高校時代ののぞきの光景が蘇るのです。それを思い出しながら職場のトイレで自慰行為をしていました。

ある日、仕事帰りの駅のエスカレーターでふと上を見上げると、ミニスカートの女性の下着が見えたのです。とっさにスマホを取り出し盗撮しました。これが最初で、Dさん本人は「なぜかスイッチが入ってしまった」と言います。この「スイッチが入る」という表現は、性依存症患者の多くが口にする言葉です。

最初の盗撮が成功したことをきっかけに、彼はエスカレーターや公園、公共施設などで盗撮行為を繰り返すようになりました。手口も巧妙になり、スマホの「無音カメラアプリ」を利用し、周囲に気づかれないようにコートでスマホを隠しながら盗撮したりしました。その盗撮映像を自宅のパソコンに大量に保存し、それを見ると盗撮時の情熱やスリルが蘇り、性的ファンタジーを覚えながら自慰をするのです。

性依存症の特徴の一つですが、行為を繰り返すにつれ、さらなる刺激を求めるようになります。Dさんは日記に、「リスクが高ければ高いほど、盗撮行為が成功した時の興奮や、その後のマスターベーションの期待が高まる。次第に盗撮行為自体が過激になり、大胆になりコントロールを失った状態で逮捕になる」と書いています。

この日記というのは、治療の一環として患者さんたちに書いてもらっているのですが、Dさんはこうも記しています。

「心臓がどきどきしていた。執行猶予が出てほしいと願ったが、懲役一年三ヵ月の実刑判決だった。なんで盗撮しただけで刑務所行きになるのだろう。この国を恨んだと同時に、頭が真っ白になり、親にはただただ申し訳ないことをしたと思った。

『なぜ、盗撮をするのか？』

これは、いままで逮捕されるたびに警察や家族、被害者などから聞かれる言葉だが、正直、私も分からない。私は女性との交際歴がなく、あの（著者注・高校時代）のぞき行為がバレて以降ずっと自分に自信がなく劣等感を抱えて生きてきた。私は女性とつきあう資格はないのではないかという思いは、一方で、女性と接触したい、セックスしたいという欲求を亢進させる。さらに、反社会的行為をしているという罪悪感が相まって性的興奮が高まる。

被害者には申し訳ないが、盗撮は私の生きがいなのである」

Dさんの文章には、性依存症患者に特有の心理が見られます。彼は盗撮によって何度か逮捕されたあと実刑判決を受けたのですが、「なんで盗撮しただけで刑務所行きになるのだろう」と、警察や裁判所など第三者を非難しています。こういう理の通らない非難は性依存症患者に共通しています。

「被害者には申し訳ない」と書いてはいますが、本当にそう思っていないことは、「盗撮は生きがい」と明記することからも明らかです。

窃視症で治療中の他の患者さんのなかには「現在、盗撮行為をやめているが、まるで絶食をしているようで辛い」とか「盗撮しないとイライラして落ち着かない。盗撮できなかった日はよく眠れない」と言う人もいます。

また、のぞき行為や盗撮行為をした人が一様に口にするのが「のぞいても被害はないし、相手を傷つけていない」「のぞかれる人が悪いし、そのような建物の構造が悪い」「ミニスカートをはくような女性は、のぞかれたいと本気で思っている」などの言葉です。どれも他者への非難、責任転嫁です。こんな身勝手な言い分を、精神医療では「認知の歪み」と呼びます。その歪みを正すには、性依存症患者さんたちによる集団治療などを根気よく行っていくしかありません。

集団治療に関連することとして、別の盗撮症例を紹介しましょう。東北地方のある女子中高で事務長職にあった五〇代半ばの男性が、校内の女子トイレでスマホを使って盗撮している現場を発見されました。本人の自供により、それまでも何回か盗撮行為をしていたことが明らかになりました。

三〇年近くにわたって学校職員として真面目に勤務していた事務長ですから、校長は驚いてしまい、地元の精神科医に相談し、私のクリニックへ治療の依頼をしてきたのです。遠隔地なので通院は無理なため、クリニック近くのアパートを借りてもらい、半年間の約束で治療を行いました。

彼は一日も欠かさず治療プログラムに参加していました。半年後、本人に「もう二度とやらないという自信はできましたか」と尋ねると、「ええ、まあ」、何か心もとない返事です。実際、六ヵ月だけの治療での回復は困難なので、私が「地元で自助グループをつくって継続的にやってみてはどうですか」と勧めたところ、彼の返事は「とんでもない。田舎でそんなものを作ったら村八分にされてしまいます」でした。

全国各地にアルコール依存症患者同士の断酒会があり、薬物依存症の場合も、元患者さんがリーダーになって一緒に生活しながら回復をめざしている組織もあります。すぐに効果が現われるものではありませんが、そうやって継続することが依存症からの回復には一番大切なのです。

東北に帰った彼は、別の職場に移ったそうです。校長によると、女子生徒とは関係のない職場だそうです。わずか半年とはいえクリニックで体験した治療法を思い出しながら、彼が二度と盗撮に手を出さないことを願っています。

事例5　小児性愛

「保育士になったのは、自然に男児に触れられるから」という歪んだ動機（Fさん・四二歳）

Fさんは東北地方に生まれました。小学生のときからいじめを受けることが多く、友達もできず孤立していました。小学生時代で彼が今も記憶しているのは四年生のときのこと。プールでの着替えの際、下級生の性器を触り、興奮を覚えたのです。

中学生になると、男子小学生の虜になり、さらに高校時代、公園で遊んでいた男児の性器を触っているところを現行犯で逮捕されました。このときは示談が成立し事なきを得たのですが、Fさんの「小児性愛」への執着はもう後戻りできないところまで進んでいました。

高校卒業後、児童保育の専門学校に入り保育士の資格を取得したのですが、その目的は「職業という建前を利用して、男児に触れるため」だったのです。

保育園就職一年目は何とか自分を抑えていましたが、二年目、受け持ちの児童たちができてから衝動を抑えられなくなりました。じゃれあいながら次第にエスカレート、男児の性器に触ったり、自分の性器を触らせたりするようになりました。

ある児童が母親に打ち明けたことから、行為が発覚し解雇されたものの、別の保育園に移ってからも同様の行為を続け、逮捕され服役しました。裁判の過程で被害児童は五〇人を超えることが判明したのです。中には夜眠れなくなる子や、慢性的な吐き気を訴える子、チック症状が出る子など、さまざまな後遺症を呈する例が見られました。

出所後、Fさんは両親とアパート暮らしを始めました。母親は「小さい子供には絶対に近づかないように」と約束させましたが、半年も経たないうちに、また事件を起こしてしまいました。執行猶予中にまたまた男児に手を出し、今度は強制わいせつ罪、誘拐罪などによる懲役五年の判決を下されました。

息子の度重なる性犯罪に苦しめられたのは母親です。事件を起こすたび「二度とやらない」と約束しながら裏切るのです。当クリニックを訪れた母親は「自分の育て方が悪かったからこうなった」と、涙を浮かべて語っていました。Fさん本人は、「孤独を感じるとき、好みの男の子に出会うと吸い込まれるように性的接触を求めてしまう」、クリニックの担当スタッフにそう打ち明けています。

ちなみに、そのスタッフは大森榎本クリニックで精神保健福祉部長を務める斉藤章佳君です。精神保健福祉士として医師らとともに依存症患者の治療にあたる斉藤君は、優秀なスタッフの一人であり、『男が痴漢になる理由』（イースト・プレス刊）などの著書を出したり、新聞などで取り上げられたりしています。

Fさんが刑務所収監中に、斉藤君にあてて手紙を寄越しました。そこには、「数多くのわいせつ行為をしてしまいました。それをするために保育士を選んだといってもいいと思います」と書かれています。さらに、ある被害者本人から刑務所に手紙が届いたことについて、こう記しています。

「その中には、『おじさんが僕たちにしたエッチなことを許すので、残りの受刑生活を体に気をつけて一日も早く出所できるように頑張って下さい』と書いてあり、涙が止まりませんでした。この手紙をきっかけに私は心の底から反省するようになり、生まれ変わりました」

そのあとFさんは、刑務所内の性依存症治療体制に触れ、その不備を非難しています。それは事実その通りで、現在の日本の刑務所では依存症治療のシステムがほとんどありません。あっても数ヵ月間のおざなりなものです。また刑務所では、性犯罪者は他の受刑者から「ピンク」と呼ばれ、差別されています。そういう実情を考慮したうえでも、次のような文章にはやや疑問を感じます。

「成人男性しかいない刑務所の中では、再犯は起きません。その中で生活していると『もう治った。以前の自分ではなくなった』と錯覚して、社会に出るとリスクは一気に高まるわけで、そういうことを考えると刑務所での生活が長くなればなるほど、悪化するような気がしてなりません」

正直な気持ちでしょうが、やはり性依存症患者特有の責任転嫁を感じてしまいます。自分の心の病気が被害児童たちに深い心の傷を負わせたことを本当に反省し、手紙にあるように「生まれ変わって」ほしいと切に思います、

事例6 性嗜好の多重障害

◎窃視症・強姦

のぞき行為がエスカレートして住居に侵入し、遂には強姦に至る（Gさん・二八歳）

先のWHOが示した性依存症分類の中で、日本の場合、性依存症は特定の依存行為のみを繰り返す一方向性がほとんどと述べましたが、稀に二つ以上の行為をしてしまう例もあります。

Gさんは窃視症（のぞき）の常習者でしたが、女性の自慰行為をのぞいているうちに興奮し、

強姦に及んでしまいました。ただ強姦は初めてで、繰り返してはいませんから、「多重障害」と診断するには少し無理があるかもしれません。さらにGさんの場合、「性暴力の被害者から加害者になった」という特殊な側面も持っているのです。

性依存症の診断の際、患者さんの成育歴は重要なポイントの一つではありますが、成育歴が必ずしも性依存症に直結するわけではありません。ただ、Gさんのケースは明らかに生い立ちが大きく影響していますので、まず、それを見ていきましょう。

関東地方に二人兄弟の次男として生まれました。両親は不仲で、Gさんが幼い頃に離婚、兄は母親が、Gさんは父親が引き取りました。この父親は暴力団員で、酔っ払ってはGさんを殴っていました。母親のもとに逃げて行っても受け入れを拒否されるという幼年期を過ごしたのです。

小学校低学年から万引きを始め、その後常習化しています。中学生のとき、路上荒らしで逮捕され、児童自立支援施設へ送られましたが、その施設で彼は、悲惨な体験を強いられます。施設では上級生から下級生への性暴力が伝統的に続いていました。ある日、Gさんは先輩に体育館裏に呼び出され、レイプ（肛門性交）されました。その後もレイプや口淫などが何度も繰り返されたり、何人かの上級生の前で自慰行為を強要されたりしました。誰も助けてくれず孤独で、父親にも相談できなかったG少年は、「自分自身が壊れていくような感覚だった」と言います。

今でも施設での体験を夢に見ると言うGさんは、そのトラウマのせいで「被害者から加害者へ」という最悪のパターンに陥っていったのです。

施設を出たあと彼は定時制高校に入学しましたが、三ヵ月で中退。この頃からイライラすると酒を飲んでは他人の敷地に侵入し、入浴中の女性をのぞき見て自慰行為をするようになりました。

二〇代になって働き始めましたが、人間関係がうまくいかず上司や雇用主と口論になっては転職を繰り返していました。そのたびに酒に逃げますが、脳裏に浮かぶのは少年時代の忌まわしい記憶。それを振り払うようにのぞき行為を繰り返していました。「のぞきをやっていると、過去の嫌な記憶を一瞬でも忘れられるような気がした」と語っています。

事件を起こしたのは、やはり飲酒して自宅へ帰ろうとしていたときのことです。のぞけそうなアパートを見つけました。部屋をのぞくと、三〇代くらいで上半身裸の女性がいました。やがて女性は下半身も脱いでベッドに横になり自慰行為を始めたのです。のぞいている彼も興奮してマスターベーションをしました。

その後も興奮がおさまらず、女性が寝静まった頃を見計らって再びアパートへ戻りました。いつもはのぞくだけで強姦などは考えていませんでしたが、先ほどの女性の自慰する姿が忘れられず、施錠していない窓から侵入しました。眠っていた女性の胸に触れても気が付かれず、相手に覆いかぶさりました。目をさました女性を脅して、そのまま強姦してしまい、無言で立ち去ったのです。

「強姦だけはやってはいけない」と思っていた彼は、あとで悔い、強姦のきっかけになったのぞきも、これでやめようと自分に言い聞かせましたが、その翌日、別の場所でまたのぞき行為をやっています。

一週間ほど経った頃、警察に強姦容疑で逮捕されました。起訴され懲役刑を科せられたGさんは、獄中で家族あてに手紙を書いており、そこにこんな文章があります。

「お父さんも、昔よく酔っ払って私を殴りました。そんな父を私は拒絶しながらも、愛していました。両親が離婚してから、私が身内と呼べる人は父だけだったのです。父は私が拘置所にいるときも、裁判でも証人として出廷してくれました。父には、本当に申し訳ないと思っています。

最後に、被害者の女性に謝りたい。本当に申し訳ないことをしました。被害者の女性は、あれから体調を崩し入院したと聞いています。取り返しがつかないことをしてしまいました。ほんとうは強姦なんかするつもりはなかったんです。あの時、たまたま部屋で自慰している姿が見えてスイッチが入り、自分の行動が止められませんでした。私がのぞいているのに気づいていて、それなのに自慰を続けていたから、私とセックスを望んでいると勝手に決め込んでいました」

強姦という被害女性の一生を左右するような重大な罪を犯した本人でありながら、やはり責任を転嫁するような心理もうかがえます。

それにしても、被害者であり加害者でもあるGさんのケースは、性が人間に及ぼす心の闇の深さに想いをいたさざるを得ません。せめてもの救いは、彼が子供の頃に始終殴られていた父親に対し、「愛していました」と綴っていることです。

まだ若いGさんです。愛する誰かがいれば、それを支えに立ち直る望みはあります。ぜひそうなってほしいと願うばかりです。

事例7

その他の性嗜好障害

◎下着窃盗・ストーカー・セックス・サイバーセックスなど

実直な銀行員が下着窃盗で懲戒免職に（Hさん・三〇代）

事例②でハイヒールに執着する例を紹介しました。これは女性の衣服や履物に興味を持つフェティシズムに分類される症例ですが、かなり特殊な例です。フェティシズムの症例のうち、日本で最も多いのは「下着窃盗」です。外国でもないわけではありませんが、日本独特の症例といっても過言ではないでしょう。

Hさんは三〇代の銀行マンでしたが、女性の下着窃盗で逮捕され、両親とともに当クリニックへ訪れました。スーツにきちんとネクタイを締め、髪を七・三に分けた姿は、見るからに実直な銀行員そのものです。彼が下着窃盗を繰り返していたとは誰も思わないでしょうが、性依存症という心の病は外からは見えません。

Hさんは一人っ子で内気な性格。人と話すのが苦手で、女の子には関心があるのに話しかけられない少年でした。女性の下着に関心が強まったのは、大学時代にテニス部に入ってからでした。男女合同練習の際、女子部員のはいた短いスカートから見えるパンティに胸をときめかせていました。

ある日、誰もいない女子更衣室から下着を盗みました。「見つかりはしないかと、ハラハラ、ドキドキしたが、そのスリルと高揚感、達成感は天にも昇るような気持ちだった」と言います。そのうち、女性が使用済みの下着を売るブルセラショップで下着を買い、それを身につけて自慰行為をするようになりました。

大卒後、某中堅銀行に就職。新人研修にも熱心に取り組み、数ヵ月後、東京近県の支店に配属されました。女性行員と話すのが非常に苦手で、好みの女性にも業務以外のことは口にすることができませんでした。仕事一途の真面目な銀行員として上司からも期待されていたHさんは、自宅では学生時代同様、ブルセラショップで下着を買っては自慰行為をしていたのです。Hさんはソープランドなどの風俗店へ行くことを忌み嫌っています。本人によれば「あんな不潔な所は汚らわしい」というもので、現在にいたるまで童貞です。

本格的に下着窃盗をするようになったのは、得意先回りの外交に出るようになってからです。仕事熱心で歩き回るうち、洗濯物で干してある女性の下着に惹きつけられ、盗むようになったのです。そっと忍び込み、首尾よく下着を手に入れたときのスリルと快感は、自慰のときよりもずっと強いものだったそうです。

その快感を求め、通勤途上や外交先の家や団地など、次第に範囲を広げていきました。「下着を盗むことに罪悪感はなかったのか」という私の問いに、彼はこう答えたものです。「冬場は早く暗くなるからいいが、夏はいつまでも明るく、洗濯物の下着がどうしても目について困る」。

下着が盗まれるという噂が広がり、彼は地域を変えては行為を繰り返していました。結末はあっけないものでした。以前から目をつけ、留守の時間帯を調べていた家の庭先に干していた下着に手をかけたそのとき、家人が戻ってきて通報されたのです。警察に逮捕され、余罪も発覚、銀行は懲戒免職となりました。

ともに公務員の両親は、自慢の一人息子の行為がまったく理解できず、「これは性依存症という病気ですよ」と私が説明しても、首を傾げるばかりです。Hさん本人は「ああ、病気ですか」と妙に納得したような、ほっとしたような表情でした。

元彼女への執拗なストーカー行為で逮捕（Iさん・五一歳）

中部地方出身のIさんは五一歳。東京の専門学校を卒業し、事務用品卸会社に就職しました。一度結婚しましたが、すぐに離婚。口下手なため対人恐怖的なところがあるが、女性に対しては気軽に声をかけられない分、「異様な執着も持っている」と自覚しています。

そのIさんが、親子ほど歳の離れた部下のS子さんに好意を抱き、食事や映画に誘い、やがてホテルで男女関係になりました。ところが、半年も経つと、若い彼女はIさんを避けるようになりました。会社でも目を合わさず、一日に何通ものメールを送っても返事は来ませんでした。

ここからIさんの異常な行為が始まります。社員が外へ出た昼休み、会社のロッカーからS子さんのマンションの鍵を盗み、合い鍵を作りました。彼女の出勤中、Iさんは外回りにかこつけて合い鍵を使い部屋に侵入、洗濯機の中からパンティを盗みました。さらにテーブルタップ型の盗聴器を仕掛けました。工業高校出身の彼は電気関係の知識があったのです。

それからというものIさんは、退社後、夜中になると車でS子さんのマンション近くへ行き、受話器をオンにして盗聴するようになりました。彼女には若い恋人ができており、スマホでの恋人との会話を盗聴。「あのジジイ、いい歳をしてキモいの。ケチだし、あれも下手だったしね」などと自分のことが話題にされ、憎しみに震えたと言います。

一方で、部屋を訪れた恋人と抱き合うS子さんの喘ぎ声に聴き入っては興奮していました。その声を聴いた翌日には、S子さんの留守を見計らって部屋に入り、下着を盗んだりアルバムに見入ったりしていました。「彼女の私生活のすべてを知りたいという欲望に駆られた」と言います。

ほどなく、S子さんが会社を辞めて地元へ帰るという噂が流れてきました。もう盗聴できなくなる代わりに、彼女の姿をカメラに残しておきたいと思ったIさんは、部屋に隠しカメラを設置することを考えついたのです。通信販売で暗視補正のついたカメラと付属品を購入しました。

彼女が出勤している午前中、部屋に忍び込み、カメラを設置。三〇分ほどで作業は終了し、部屋を出た瞬間、外に三人の男が立っていました。刑事でした。たびたび下着が盗まれることに気づいたS子さんが通報していたのです。

こうしてIさんは窃盗やストーカー防止法違反などで起訴され、執行猶予つきの有罪判決を下されました。もちろん、三〇年近く勤めた会社も解雇されました。

男女関係のもつれは、しばしば犯罪に発展することがあります。つきあっていた頃のわいせつ画像をネットに流す、いわゆるリベンジポルノもよく起こります。それが加速し、殺人事件になった例もあります。

性依存症はこのように、嫉妬や憎悪と背中合わせになっていることもあるのです。

セックス依存症に陥った男性（Jさん・三〇代）

少し古い話ですが、横浜の中学校の元校長、六四歳の男性が児童ポルノ禁止法違反で逮捕されました。彼は二六年間にわたり、フィリピンで一万二六六〇人の少女や女性に現金を渡し、買春していたのでした。しかも、その様子をカメラで撮影しており、自宅から約一五万枚の写真が押収されました。

彼は二六歳のとき、フィリピンの日本人学校に三年間派遣され、その折りに買春行為を始めています。帰国後も年に三回はフィリピンへ出かけることを教頭や校長になっても繰り返していました。その数の多さから、週刊誌などで「絶倫校長」などと書き立てられましたが、彼は典型的なセックス依存症です。警察の取り調べに対し、「仕事のプレッシャーが強かった。外国だと倫理観のタガが外れ、解放感を味わった」と供述しています。

おそらく彼は、日本では真面目な教育者として通っていたのでしょう。教師や生徒たちから尊敬される校長として、常に自分を律していたはずです。そのプレッシャーがストレスとなり、彼を海外での買春行為に走らせたのだと思われます。校長にとってフィリピンの少女たちは、溜まったストレスのはけ口となるツールに過ぎなかったのです。また、期間や数の多さ、大量に保存していたわいせつ画像などから、教育者の裏側に潜んでいた心の闇に、彼自身が引きずり込まれていったと推察されます。

私のクリニックにも、多くのセックス依存症の患者さんが訪れます。

現在三〇代半ばのJさんは、両親が学校教師の家庭の一人息子として生まれ、幼少期から厳しいしつけを受けて育ちました。

大学は両親の目から離れたくて、わざと地方の大学、それも両親が希望する教育学部ではなく福祉学部を選びました。実家から離れた解放感から、一日に五、六回も自慰行為をするようになったそうです。卒業後、老人福祉施設に就職、給料が入るようになると、自然に風俗店（ソープランド）へ足が向かうようになりました。

ここまではよくありがちな話です。風俗通いも月一回とか、給料の範囲内というのが普通ですが、Jさんの場合、それが異常に増えていったのです。つまりセックス依存症の発症です。

その要因の一つとして、彼の場合、人とのコミュニケーションがうまくいかず、職場で頻繁にトラブルを起こしていたことがあげられます。その場の空気を読むことができず、自分の思い込み通りに行動してしまう。これは近年よく見られる「広汎性発達障害」と推察されます。

施設スタッフや利用者から非難されるようになったJさんは、そのつど風俗店へ通いました。彼にとって風俗の女性は、性欲解消のための「物」でした。女性を見下し、支配者として高揚感を得ることで、勤務先で受けるストレスをも解消していたのです。

しかし、ストレスは簡単に解消できません。彼は風俗のはしごをするようになりました。一晩に三〜四軒も渡り歩くようになったのです。当然、お金が足りなくなります。

彼はサラ金から借金し、返済できなくなって両親に口実を作って頼み込み返しましたが、また風俗通いを続け、今度はヤミ金です。暴力団員ふうの男が職場にまで取り立てに押しかけてきて、辞職せざるを得なくなってしまいました。

このへんで目が醒《さ》めればよかったのですが、さらに刺激を求めるのが性依存症です。JさんはSM（サド・マゾ）クラブにも行くようになり、たまりかねた両親が息子を連れてクリニックへ相談に来たわけです。

「風俗通いで、セックスの満足は得られましたか」と私が尋ねると、Jさんは「得られないから通ったんです」と、憮然とした表情で答えました。予期したとおりの答えでした。

セックス依存症は女性が陥るケースも多い（Kさん・二八歳）

ここまでの事例は、すべて男性ですが、セックス依存症に関しては女性もかなり多いのです。年配の方なら、かつて世間を騒がせた「東電ＯＬ殺人事件」をご記憶のことと思います。

一九九七年三月に起きた事件で、被害女性は当時三九歳（未婚）でした。彼女は私大の名門中の名門といわれる慶応大学経済学部を卒業、女性初の総合職として大企業・東京電力に入社。昼間はエリートＯＬとして、そして夜は街娼として渋谷近辺で男客を漁り続けたあげく、客に殺されてしまったのです。

表の顔と裏の顔の落差があまりに大きく、おまけに殺人事件とあって、マスコミは大騒ぎしました。「名家の令嬢の転落劇」とか「ラブホテルの避妊具まで持ち帰る守銭奴」などの記事が出ましたが、私はコート姿で痩せぎすの彼女の写真を見て、明らかにセックス依存症と感じました。

ノンフィクション作家・佐野真一氏は「会社でのストレスがあった」と示唆しています。人も羨むような華々しいエリートだった彼女の心には、セックスを通じてしか癒されない渇きのようなものがあったのだと思います。その渇きを売春行為で癒そうとしたのでしょうが、繰り返せば繰り返すほど、かえって渇きが募る。それが本人も意識しないセックス依存症の怖さです。

先の校長といい、このエリートＯＬといい、本人の社会的地位などに関わりなく、ひそかに芽生え、抑制がきかないまま暴走してしまうのがセックス依存症とも言えるでしょう。

当クリニックの患者さんから、セックス依存症の女性患者さんを紹介しましょう。

二八歳のＫ子さんは、クリニックへ一人で訪れました。自分がセックス依存症だと認識して相談に来たわけではありません。原因の分からないうつ状態や不眠などを訴え、また人間関係もうまくいかないということでクリニックへ来たのです。

しかし、よくよく話を聞いているうち、実はセックス依存症であることが分かりました。Ｋ子さんの場合、一年ほどの間に一〇人以上の男性とセックスをしていました。ときには、街中を歩いていて、目が合っただけで自分から声をかけホテルに行ったこともあったと言います。

恋多き女性が、男性たちと関係を持つことはとくに不思議ではありませんが、彼女の場合は常軌を逸しています。

セックスは、男女の心が通い合う最高の行為であることはたしかです。しかし、ごく短期間に次々と相手を変えてセックスをするというのは、いくら性の自由がうたわれる時代とはいえ、やはり異常と言わざるを得ません。

こうしたセックス依存症に対し、恋愛依存症というものもあります。

現代女性に見られる依存症のひとつで、「いつも愛されていたい」「常に誰かに傍にいてほしい」という依存（甘え）から異性関係を求め続けるのです。現代の女性の恋愛で、プラトニック・ラブを貫く人は、むしろ稀ですから、この恋愛依存症も今ではセックス依存症とほぼ同じものと考えられています。

きわめて現代的なサイバーセックス依存症（Lさん・四〇代）

平成の時代が終わり、新しい元号・令和が始まりました。平成の三〇年間、世の中で何が一番変わったかといえば、ITの普及・進歩ではないでしょうか。パソコン、携帯電話に始まり、インターネットの各種アプリ、スマホによるSNSなど、今なお果てしなく発展しています。

一九三五年生まれの私は、精神科医という職業上、社会の動きにはできる限り目を配っているつもりですが、ITのすさまじいばかりの勢いには、めまいすら覚えてしまいます。性依存症の新しいタイプとして「サイバーセックス依存症」が出現したときは、いよいよそこまで来たかという思いしきりでした。

前出の大森榎本クリニック勤務の斉藤章佳君は私より四〇歳も若く、ITにも精通しています。その彼がサイバーセックス依存症についてこう記しています。

「スカイプでサイバー（バーチャル）セックスを楽しむというのが一部のユーザーの間で流行している。これは見知らぬ男女がセックスを楽しむことができるという点で、とても人気のコミュニケーションとなっている。（中略）

サイバーセックスにはまるポイントを一言で言うと、バーチャルセックスをすることにある。ライブチャットのようなことが無料でできる。そしてスカイプを利用すると、お互い裸になって相手に見せることができる」（榎本稔編著『性依存症のリアル』金剛出版）

要するに、パソコンのスカイプを利用すれば、いつでも誰とでも映像を見ながらセックスできるということです。最近ではスマホのアプリでもリリースされており、携帯電話でも可能だそうです。文字通りバーチャル（擬似）セックスですが、それにはまってしまい、生活に破綻をきたすようになれば、サイバーセックス依存症というわけです。

前出書に斉藤君が四〇代男性・Lさんの事例を紹介していますので要約します。

若い頃から女性遍歴が多かったLさんは、いろいろなセックスプレーに興味を持っていました。一時は風俗通いをしていましたが、金銭的に追い詰められ、無料のサイバーセックスを利用し始めました。

彼は二度結婚しています。最初の妻とはサイバーセックスが原因で離婚、二度目の奥さんにもサイバーセックスがばれ、「次にオンラインにアクセスしたら離婚する」と言われています。

そんな状態でありながらも、彼は奥さんの目を盗んでサイバーセックスを行っています。「サイバーで、毎日違う女性をとっかえひっかえ、お互いに楽しむ」と言うLさんは、次第にヘビーユーザーになり、睡眠時間も極端に減ってきました。食欲不振にもなり、遅刻や欠勤が増え、仕事にも影響が出てきています。以前は多かった友人もどんどん減ってきているそうです。

それでもLさんはこう語っているのです。

「たぶんこのままだと、妻とは離婚するでしょう。でも私は、この生き方がやめられない」

まさにサイバーセックス依存症そのもの、現代が生み出した新しい心の病、その闇の中をさまよっているのです。

次章以降では、性依存症とは何か、どうすれば治療できるのか、読者の皆さんとより深く考えていきたいと思います。

第2章 現代社会を蝕む依存症とは、そもそも何か

「わかっちゃいるけど、やめられない」病気

前章でさまざまな事例をあげましたので、性依存症についてだいたいの輪郭はご理解いただけたと思います。前章の冒頭に、性依存症を含むすべての依存症に共通のメカニズムがあると述べました。この第2章では、それを中心にお話ししていきます。

先に紹介したＷＨＯによる依存症定義を、もう一度思い出してください。

「ある快感を覚えた特定のものごとを繰り返し行うことにより、さらなる刺激がほしくなり、他のことに優先してそれをせずにいられない、しないことが耐え難い状態」

この定義から読み取れるキーワードは、「特定のものごとによる快感」「繰り返す」「さらなる刺激」「せずにいられない」です。前章の事例すべてがこれに当てはまりますが、アルコール、薬物、ギャンブル、万引きなど、他の依存症についてもまったく同様なのです。

若い人はご存じないかもしれませんが、かつて一世を風靡した歌謡曲の一節に「わかっちゃいるけど、やめられない」というフレーズがありました。日本の高度経済成長期に大ヒットした歌です。

「モーレツサラリーマン」と呼ばれていた会社員たちが、仕事の疲れやストレスをアルコール

でまぎらわすという内容を、コミカルな曲にしたものでした。その歌が大ヒットしたのは、世のサラリーマンたちが共感したからにほかなりません。

当時は、どこの居酒屋も夕方から夜にかけ、仕事帰りのサラリーマンであふれかえっていました。仕事の苦労話や上司の悪口をサカナに、ビールのジョッキや酒の徳利を傾けていたのです。それで一日の疲れやストレスがとれ、翌日からまた元気で働けるなら、アルコールは活力の源、まったく問題にはなりません。

しかし中には、アルコールが与えてくれる快感が忘れられない人もいます。仲間と飲んだあと、一人で居酒屋やバーをはしごし、酔っ払って家に帰っても、また飲んでしまう。そんな生活を続けるうち、いつしかアルコールから逃げられなくなっていきます。

体に悪いと分かっていても、家計に影響を及ぼしたり、酔っ払って周囲に迷惑をかけることが分かっていたりしても、アルコールに手を出してしまう。飲まずにいられず、やがて仕事にも支障をきたし、酔って家庭内外で暴力を振るったりする。こうなってしまえば明らかにアルコール依存症です。

「わかっちゃいるけど、やめられない」

この言葉は、依存症の本質をズバリ言い当てています。アルコールに限らず、薬物もギャンブルも、依存症に陥る人はみな、初めは軽い気持ちや興味本位で手を出し、ついには、やめられない状態になってしまうのです。

端的な例をあげましょう。ギャンブルの世界で「ビギナーズ・ラック」という言葉があります。誰かに誘われたりして、初めて馬券や車券を買った人が、たまたま的中して勝つことですが、そんな経験をすると有頂天になってしまい、「もう一度、もう一度」とのめり込んでいくのです。

実際にそんな患者さんがクリニックへ訪れたことがあります。彼はある会社で真面目に勤めていたのですが、先輩に誘われて初めて馬券を買ったところ大当たりしました。これですっかり競馬にはまったあげく、給料では追いつかず会社の金を使い込んだのです。親に返済してもらい告訴は免れましたが、会社をクビになってしまいました。

ことはサラリーマンに限りません。有名な芸能人やプロスポーツ選手が覚せい剤などの薬物を使用し、逮捕される事件が頻発していることは、みなさんもご存じの通りです。なかには、「二度としません」とテレビカメラの前で頭を下げて誓いながら、数年後に再び逮捕という例も少なくありません。さらに三回、四回と繰り返すケースもあり、これはもう、完全な薬物依存症です。そうなれば芸能界やスポーツ界から追放されてしまいます。

職を失い、家庭が崩壊、それまで築き上げてきたすべてを奪ってしまうのが依存症という心の病気なのです。

依存症の対象となるものは

先ほどのWHOの定義に「快感を覚えた特定のものごと」とありました。つまり依存する対象のことです。これは大きく三つに分けられます。「物質」「行為」「人間関係」です。それぞれについて説明しましょう。

■物質依存

ある物質を飲んだり食べたりして、体の中に摂取することで引き起こされる変化や快感によって、その物質に執着、依存するといものです。

物質依存症の筆頭は、なんといっても「アルコール依存症」です。アルコール依存症は、すべての依存症を考える場合、最も基本となっています。

私も病院勤務医時代にはこれに長い間取り組み、一人の重度アルコール依存症患者さんに出会いました。関わっていくうち、依存症治療の要となるものを学びました。いわばその方が私の〝恩師〟ともなったのですが、それについてはあとで詳しくお話しします。

アルコールの次が「薬物依存症」です。先ほど少し触れたように、覚せい剤などのドラッグ乱用が大きな社会問題になっていますが、麻薬や大麻、危険ドラッグなど、その裾野は広がっています。また職業や年齢層も広がり、近年では一〇代の若者たちが薬物依存症、あるいはその予備群になっている例も見られます。

薬物には、医師が処方する精神安定剤や睡眠薬など「臨床医薬品」も、場合によっては依存の対象になります。うつなどの疾患によって薬を服用した患者さんが、治癒したにもかかわらず、別の医療機関で薬剤を求めたりする場合など、依存が疑われます。

また最近では禁煙する人が増えましたが、たばこに含まれるニコチンも例外ではありません。一度禁煙したものの、酒席でつい一本を吸い、元に戻ってしまったという人は、あなたの身近にもいることでしょう。

意外に思われるかもしれませんが、普通の食べものが依存の対象になることもあるのです。過食や拒食などの摂食障害がその典型例で、自分の意思で食べることをコントロールできなくなるものです。また、コーヒーや紅茶に含まれるカフェイン、さらには甘いものなどが対象になることもあります。

前章で紹介したＷＨＯのＩＣＤ―10では、物質依存は「精神作用物質使用による精神及び行動の障害」の項に分類されています。具体的にはアルコール、アヘン類、大麻、鎮静剤・睡眠薬、コカイン、カフェインなどを含む精神刺激剤、幻覚剤、たばこ、揮発性溶剤などが依存対象物質としてあげられています。

■行為依存

これは、ある行為の始まりから終わりまでの過程の中で得られる快感に執着してしまうもので、「プロセス依存」とも呼ばれます。

行為依存の典型的なものが「ギャンブル依存症」です。競輪・競馬・競艇などにのめり込み、際限なくお金をつぎ込んでしまいます。一つのレースで外れても、次のレースで取り返せると自分に言い聞かせ、あげくは持ち金全部を使ってしまったりします。

以前は庶民の代表的な娯楽だったパチンコも、現在では依存の対象になっています。パチンコ機器がどんどんゲーム性や賭博性が高くなり、一時間ほどで数万円を失う例もあります。それでもたまに勝つこともあり、その快感を求めて繰り返すわけです。

また近年、隔月ごとの年金支給日になると、高齢者がパチンコ店につめかける光景もよく見られます。銀行から引き出したお金で遊ぶのですが、娯楽の範囲ですんでいるのならまだしも、勝ったときの快感や興奮が忘れられず、引き出した年金の大半を注ぎ込んでしまう例もあります。

後先を考えずにものを買いまくる「買い物依存症」も、多く見られるようになりました。いわゆる衝動買いで、買うという行為そのものに執着するのです。通販やネットショッピングが普及し、パソコンやスマホから簡単に買い物できる環境も、買い物依存症を増やす要因となっています。

ギャンブル依存症も買い物依存症も、持ち金を使い果たしたすえ、サラ金やヤミ金から借金したりします。これは自分の首を絞めるだけではなく、家族にも影響を及ぼし、深刻な問題になるケースも多く見られます。

本書のテーマである性依存症も行為依存の典型です。ギャンブル依存症が以前からあったのにくらべ、性依存症はここ一〇年ほどで急増した現代病です。痴漢、盗撮、のぞき、露出などすべてその行為に快感を覚え、繰り返さずにはいられなくなります。前章の事例にもあったように、何度か逮捕され、刑務所で服役しても、出所後、また手を出してしまうという、重度の性依存症者も多くいます。

このほか、若い女性の間で見られるリストカット（手首自傷症候群）があります。カルト宗教にのめり込んだり、ゲームやインターネット、スマホに睡眠時間を削ってまで夢中になったりする例も行為依存です。ネットゲーム依存はことに近年、低年齢化しています。私のクリニックへも、母親に連れられた中学生・高校生、ときには小学生までもが訪れます。

また、これは以前からあるものですが、仕事中毒といわれる「ワーカホリック」、スポーツをやったり見たりすることに、過度にはまってしまうのも行為依存といえます。

■関係依存（人への依存）

これは特定の人との人間関係に強く依存するものを指します。

その典型的なかたちが「共依存」です。たとえば、アルコール依存症の夫と、せっせとその世話をやく妻の関係です。

また、前章で述べた「セックス依存症」や「恋愛依存症」も、人間関係に執着するという意味で、関係依存に含むこともできます。さらに、「行為依存」に分類した痴漢や盗撮なども、不特定の女性に執着しますから、関係依存ともいえます。

この関係依存で深刻なのは、「児童虐待」や「DV（ドメスティック・バイオレンス）」です。また、ひきこもりなどのような「家族依存症」も、今や大きな社会問題になっているのはご存じの通りですが、関係依存は外からは見えにくく、事件化して初めて明るみに出るというケースもよくあります。

事件化して明るみに出るという点では、性依存症もほとんどがその例に当てはまります。痴漢や盗撮で捕まった場合、家族は「まさかウチの夫が」と青天の霹靂ですし、職場の人たちも「あの人がどうして」と驚くものです。

以上、依存症の対象となるものを「物質」「行為」「人間関係」に分けて説明しましたが、実際にはこのように明確に分類できるものではなく、それらの境界線はあいまいで、しかも両方にまたがっているケースが多いのが実情です。その端的なものが性依存症です。

先ほど指摘したように、痴漢行為をはじめとした行為依存であると同時に、関係依存でもあるのです。さらに下着窃盗は、女性の下着ばかりに執着する「物」への依存ともいえます。前章の事例で取り上げたハイヒールばかり狙う例は、ハイヒールを奪い取るという行為依存であり、同時に「物」への執着でもあるといえるでしょう。

さらに、「物質」のところであげた摂食障害も、「行為」という側面から見れば、行為依存のなかに含むことができます。また、「関係依存」の虐待やDVも、繰り返される暴力という意味では、行為依存ということもできます。

いずれにせよ、こうしたさまざまな依存症の患者さんが、年々増加していることが問題なのです。先ほども述べたように、性依存症はここ一〇年ほどで急増してきましたが、その中心は三〇代〜四〇代の働き盛りの層なのです。深刻な社会的問題であり、これについては次章で詳しく見ていきます。

アルコール依存症やギャンブル依存症は、日本の高度経済成長期に顕著になりました。近い将来、日本でも公認のカジノができるようですが、ギャンブル依存症の多発が予想されます。

また、お隣の韓国は日本に劣らないＩＴ社会で、一〇代～二〇代の若者のスマホ保有率は日本を上回るそうです。ある日本のノンフィクション作家が韓国を取材し、『ネトゲ廃人』という本を出版しました。ネットゲームに熱中するあまり昼夜が逆転、学校や職場にも行かず、ついには心身ともに廃人状態になるという内容です。対岸の火事とは思えません。

さらに、虐待やＤＶは、ストレス社会化・核家族化が進んだことが背景にあります。外でストレスを受けた父親が身近な妻や子供に暴力を振るう。かつての大家族が一緒に暮らしていた時代なら防げたことでしょう。

このように、依存症は常に時代を映す鏡ともいうべき心の病気なのです。

依存症に共通する四つの要素

依存症に関する書籍には、「アディクション」という言葉がよく使われます。このアディクション（Addiction）は、もともとはアメリカで薬物依存症に見られる「繰り返す悪い習慣」を意味する言葉でしたが、それが時代とともに、薬物ばかりでなく、アルコール依存症やギャンブル依存症など、依存症全体に使われるようになりました。

日本語では「嗜癖《しへき》」と訳されています。なにやら難しい言葉のように見えますが、要するに、ある特定の「もの」や「こと」を特別に好み、執着し習慣化してしまう癖のことです。

嗜癖に対し、嗜好という言葉があります。趣味と同義で、たとえば履歴書の項目にも「嗜好(趣味)」という欄があり、スポーツとか、読書、音楽などと記入するのが普通ですが、しかし実際には、一番好きな嗜好は「アルコール」という人もいます。

飲酒が一番の嗜好という場合、それがアディクション、嗜癖になっていく可能性があります。たとえば毎晩晩酌をする人がいますが、自分で決めた量でやめるなら、それは文字通り嗜好、好みの範囲です。しかし、何かのストレスを受け、酒量が増えたとします。さらに飲みたい欲求を感じたとしても、何とか自分で抑制できる。この場合、まだ依存症ではなく、その「予備群」状態です。欲求が抑えられなくなり、常に酒のことが頭にあり、飲まずにいられなくなると、これはもうアディクションです。

ただ依存症とアディクションの違いについて、精神科医としての私はほぼ同意義と考えていますので、この本でも適宜、それらを使っていくことにします。

また、似たような言葉に「中毒」があります。たしかに、かつて「アルコール中毒」という言葉を医師も使っていました。現在でも「アル中」という略称が差別的な意味合いで使われていますが、依存症と中毒は区別する必要があります。中毒というのは食中毒という言葉で分かるように、悪いものを食べたり飲んだりして、その毒性にあたってしまうことですから、依存症とはまるで違います。

先に、依存症には共通のメカニズムがあると述べました。行動面で見ると、四つの要素があり、それを説明しましょう。

①「強迫性」がある

強迫とは、ある考えが頭にこびりついて離れず、抑制しようとしてもできない、つまり「やらずにおれない」状態を指します。酒に酔って何か失敗をしたり、ギャンブルで負け続けたりした場合、普通であればやめるところですが、依存症ではどうしても執着してやめられないのです。

②「反復性」がある

やめられませんから、結局、繰り返します。このように対象となる同じ「もの」や「こと」を何度も繰り返すのが依存症の最大の特徴です。アルコール依存症であれば、繰り返すのはやはり飲酒なのです。

③「衝動性」がある

依存症の人は、ぱっと思いついたら、すぐにそれを行動に移してしまいます。冷静に考えるということができないのです。酒なら酒に、まさに衝動的にのめり込んでいき、他のことに目がいかなくなってしまいます。

④「貪欲性」がある

とにかく貪欲に、そのこと（もの）ばかりにこだわり、執拗に追い求めていくのも依存症の特徴です。

依存症は、よくカギとカギ穴の関係にたとえられます。人の心はカギのようなもので、うまく合うカギの穴があれば入って（依存）してしまうわけです。

たとえばアルコール依存症の夫婦を例にとりましょう。相手とうまくいかず離婚したにもかかわらず、また同じようなアルコール依存症の相手を選んでしまう。そういう例がよく見られます。常に同じパターンにのめり込んでいくわけです。

これら四つの要素を満たす行動であれば、依存症であるといってもよいと思われます。ただし、四つのすべてが複雑にからみ合い、団子のようにかたまっている状態が依存症であり、治療の難しさもそこにあるのです。

依存症は歴史的背景をもった「現代病」

ここまで何度か「依存症は時代を映す現代病」であると述べてきました。その点について、もう少し詳しく見ていきましょう。

その前にまず、私たちがかかる病気として何が一番多いのかをご存じでしょうか。生活習慣病と呼ばれる糖尿病やがんを想像されることと思いますが、次ページの**グラフ２－①**をご覧ください。これはＷＨＯが「疾病別の患者数推移」を調査したものですが、断トツの一位は「精神疾患」です。糖尿病やがんよりはるかに多く、これは日本にもそっくり当てはまります。

精神疾患にもさまざまあり、以前は精神科で診察するメインの病気は統合失調症でした。しかし近年では、うつ病（とくに新型うつ病）や発達障害の患者さんが増加し、それに呼応するように依存症の患者さんも年々増えてきているのです。

依存症・アディクションを現代病であるととらえる根拠は、時代の変化とともに依存症のタイプや数も変化しているからです。

これまでも述べてきたように、日本の高度経済成長期、とくに一九六四年の東京五輪の頃からアルコール消費量が急激に増え、それに比例してアルコール依存者も飛躍的に増えてきまし

[グラフ2－①]　がんや糖尿病より多い心の病気

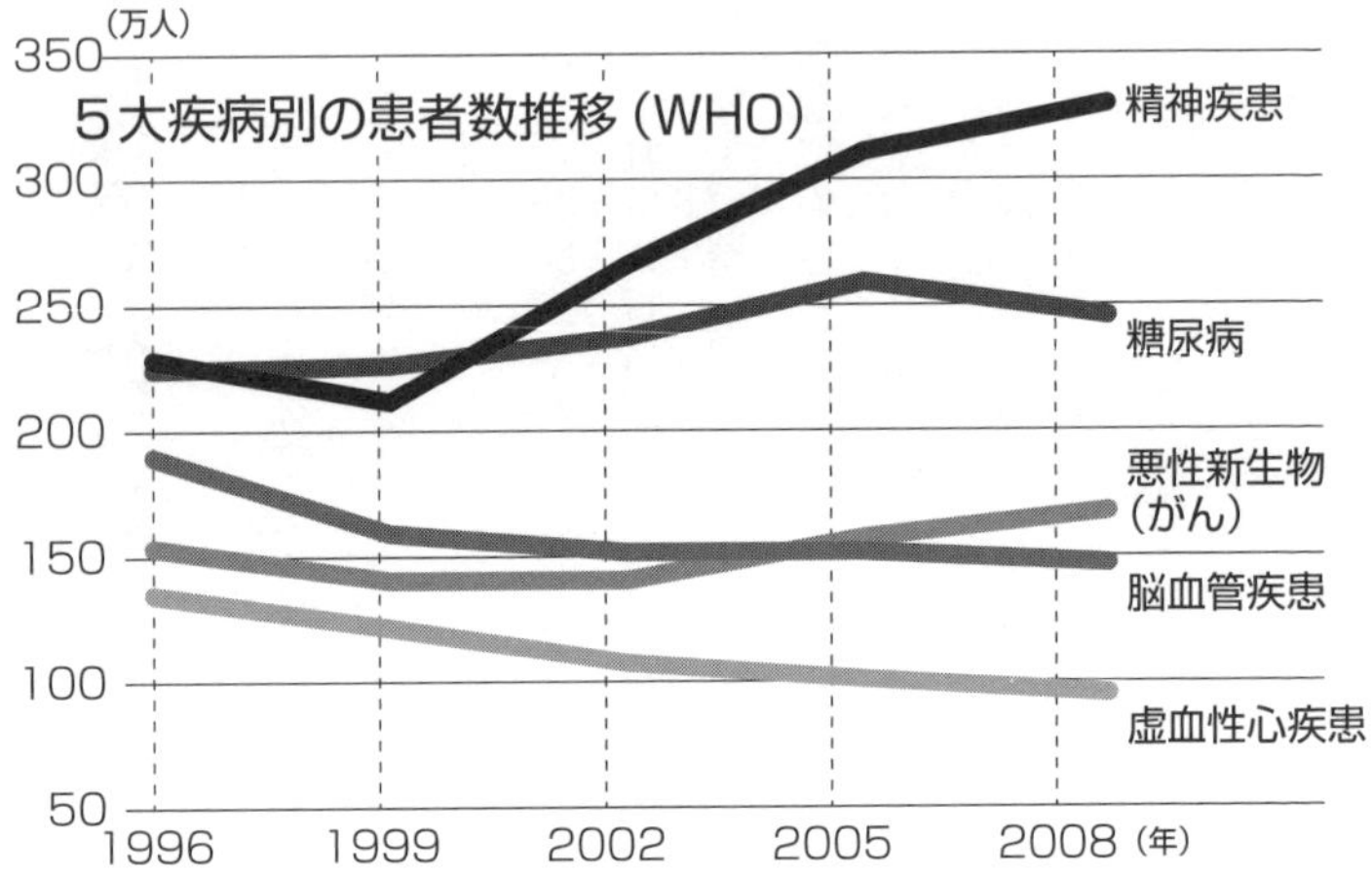

た。戦後の貧しい時代から脱却し、生活が豊かになるにつれ、アルコール依存症だけでなく、ギャンブル依存症も目立つようになりました。

　高度経済成長の結果、日本は世界有数の経済大国となり、そして現在では成熟社会になったと言われています。たしかに平和で豊か、食べるに困らないどころか飽食の時代になりました。その一方で、心の病である精神疾患が右肩上がりで増えているのです。これはいったい何を意味しているのでしょうか。

　その背景には、高度化・多様化した現代社会がつくり出すさまざまなストレス、人間関係の希薄化、核家族や少子化などの問題があります。傍目にはごく普通に日々の生活をエンジョイしているように見える人たちが、それぞれにストレスや悩みなど心の問題をかかえ、そこからの解放や逃避、癒しを求めています。そしてアルコールやドラッグ、ネットゲーム、買い物などに手を出し、やがて没頭するようになって依存へとつながるのです。

この本のテーマである性依存症も、まさに「現代病」のひとつです。「草食系男子、肉食系女子」という流行語がいみじくも象徴するように、男女関係のありようが大きく変化しているのが現代です。痴漢、窃盗、下着泥棒などは、リアルな女性との関係に自信を持てない男性が、いわば〝内なる女性像〟を求める歪んだ行為ともいえるでしょう。

このように時代の変化につれて依存症の表れ方も変化しています。アルコール依存症がアルコール中毒と呼ばれていた時代、酔っ払って道ばたで寝込んでしまうような姿がよく見かけられましたが、現在ではほとんどなくなりました。

もちろん、アルコール依存症がなくなったわけではありません。他の依存症も含めて外からは見えにくくなっているのです。痴漢などの性依存症も、本人が逮捕されて初めて周囲の人が気づくというのがほとんどです。こうした見えにくい依存症は、とくに若い人たちに多いのです。

戦後七五年近くになった現在、成熟社会であるはずのわが国は、かつては考えられなかったタイプの多くの若者たちを生み出しています。彼らは未熟で、体験学習に乏しいために現実感覚が希薄で、世間知らずです。自己愛的であり、悩む力が不足しています。自分のことしか考えず、公的感覚が欠如しており、全般的に無気力で依存的であることが指摘されています。

そのため、生きていくうえで何を求め、どう行動すればいいのかさえ分かりません。結果、目の前のアディクション行為に容易に走ってしまうのです。

これは深刻な問題です。なぜ若い人たちの依存症が増えているのか、その理由をさぐるためには、若者たちが置かれている時代背景をさらに詳しく検討する必要があります。

なぜ若い人に依存症が増えているのか

私たちのクリニックには、少年少女から高齢者までさまざまな年齢層の患者さんが通っています。そのなかで年を追って増えているのが若い人たちです。ほとんどが依存症の患者さんです。

日々彼らと接するうち、共通する時代背景が自ずと見えてきます。それを私自身の経験とも照らし合わせながら話を進めてみたいと思います。分かりやすいように項目ごとに列挙してみましょう。

■豊かな社会

現在は、昔にくらべて経済的にも、空間的、時間的にも比較にならないほど豊かになりました。私が子供だった頃は終戦直後の貧しい時代でしたから、誰もが食べるだけで精一杯でした。子供が住む家にしても、どこの家でも狭いところに大勢の家族が一緒に暮らしていました。子供が自分の部屋を持つなどというのは、夢のような話でした。

時間的にも、学校から帰ると年長の子供は弟や妹の子守りや、母親の家事の手伝いをさせられたものでした。そんな厳しい時代でしたが、自殺をしたりノイローゼになったりする人はほとんどいませんでした。

それが豊かになった今、心の病が増えています。一見、矛盾するようですが、しかし現実には、飽食の時代になり、糖尿病が増えて飢える心配がなくなった社会に、摂食障害のように食べたものを吐いたりする人がいます。自分の部屋を持つという私たちの世代には夢だったことがかなっているのに、その部屋に引きこもる人がいます。

豊かさというものが、逆にこうした心の貧しさ＝心の病気・現代病を生んでいるのではないかと、つくづく考えてしまいます。

■ゆるくなった社会規範

次に、社会規範がゆるくなったことがあげられます。

倫理をはじめ、ものごとの規範や基準というものがゆるくなり、かなり自由になりました。また価値観も多様化しています。これに対応するように、社会生活の基本である自由と規律についてきちんと教わっていない人が多くなり、このためセルフコントロール、つまり自分を抑えるという教育がおろそかになっています。

これについては教育現場の問題もあります。学校での学級崩壊やいじめが社会問題になって久しいものがありますが、一向に改善されていません。建前だけの道徳を教えても、子供の身にはつきません。私の子供時代、学校の先生はときにはビンタを張る怖い存在でしたが、尊敬の念を失うことはありませんでした。ビンタを食っても、そこに生徒をまっすぐに育てようという愛情を感じたからでしょう。もちろん、体罰がいいとはいえませんが、教師＝聖職者の誇りを失った先生が多すぎるのではないでしょうか。

■少子化・核家族化

少子化の影響も見逃せません。子供が少なくなった分、親は子育てに全力投球しますので、過保護になりがちです。その結果、愛情過多ともいえるような状態となり、子供たちに自己愛的な傾向が強くなっています。

また、都会を中心に核家族が当たり前になっています。核家族化は高度経済成長期に、地方から都会へ労働人口が集中したことから始まりました。両親と子供だけ、それも子供一人か二人の家庭ですから、自分が大事にされることが当然だと考えます。

昔のように大家族だと、父母のほかにお年寄りやたくさんの兄弟姉妹もおり、その中でもまれながら社会性が育まれました。そうした家族のありようが、自己を抑制する、我慢をするといった人としての基本を育てたのですが、今ではそれがほとんど見られなくなりました。

性依存症にも、少子化・核家族の問題は少なからず影響しています。昔のような兄弟姉妹の多い家庭では、子供たちが一緒に風呂に入っていたものです。男の子は、ごく自然に女の子の裸を目にしていたわけです。

少子化・核家族化した現在では、そういう機会がありません。いわば免疫のない状態で育った男の子は、思春期になると性的妄想が生まれ、それがどんどんふくれあがって、やがて痴漢や盗撮に走るというケースも非常に多く見られます。

■情報化社会

現代は肥大化した情報化社会になっており、この影響も大きいと思われます。

あまりにも情報が多いので、どれを選択し信じてよいのか分からなくなっている若者が多くいます。また、今の若い世代の人たちは、テレビなどの「情報」やゲームなどの「架空の世界」と、自分を取り巻く現実との違いが分からなくなっています。バーチャルな世界と現実との落差のなかで戸惑っているのが現代の若い人たちといえます。

加えて、何度も指摘しているように、ポルノ映像などの性情報があふれています。自分の部屋でそれらに見入っていれば、刺激を受けないわけがありません。頭の中に情報が詰め込まれたまま外に出て、対象となる女性に対し、衝動的に痴漢や盗撮をしてしまうのです。

■父権の喪失と地域社会の教育力低下

先ほどの少子化・核家族化とも関連しますが、昔にくらべて、家族の秩序が崩れてきたことも影響していると思われます。

女性の地位向上はよいことなのですが、昔の「厳父・慈母」の関係が逆転している家庭が多く見られます。私が子供の頃は「地震・雷・火事・親父」という言葉が表していたように、父親は家庭における絶対的存在だったのですが、今はその言葉も死語になってしまいました。

現在では父親が委縮し、子供を甘やかす存在になっています。父親が子供の話をよく聞いて、理解してやるのはよいことですが、ものごとの是非をはっきりさせ、ダメなことは「ダメ」と言えない、きちんとけじめをつけることができない父親になってしまっているのです。

また、昔にくらべて地域社会における教育力も著しく低下しています。都市化が進み、まさに「隣は何をする人ぞ」という無関心が当たり前の状態になっています。私たちが子供の頃、町内に一人や二人は怖いおじさんやおばさんがいました。子供が悪いことをすれば、他人の子でも叱りつけていたものですが、今そんなことをすれば、トラブルになってしまいます。

以上、現代の若い人たちを取り巻く時代背景を述べました。そうした背景のなかから、依存症という現代病が生まれてくるのです。

依存症は心・体・家族・社会の病気

言うまでもなく、依存症になるのは若い人たちだけではありません。三〇～四〇代の働き盛りの人たちも例外ではないのです。

たとえば、先ほど「父権の喪失」という現象をあげましたが、当の父親の角度から考えてみると、別の側面が表れます。会社でのストレスにさらされる父親は、家に帰っても妻や子供から軽視されます。これも大きなストレスとなって、父親は会社でも家庭でもないところに解放を求めていきます。

その結果、アルコールやギャンブル、痴漢行為などに手を出し、その快感に溺れてしまうというケースもあります。

依存症を病気という観点から見て、どういう影響が現れるのかについて、説明していきましょう。依存症は、本人の体と心の両面はもちろん、家族、社会にまで広く影響を及ぼしていく病気なのです。

1、体の病気

依存症は、多くの場合、体の病気や障害を引き起こします。

最も分かりやすいのがアルコール依存症でしょう。過度にアルコールを飲むことを続けていると、急性肝炎、肝硬変、肝臓がん、心臓病、脳卒中、脳萎縮、認知症など、さまざまな病気を引き起こします。

タバコの場合、肺がんをはじめ、あらゆる病気の原因になることが、数多くの科学的データから明らかにされています。また、タバコの副流煙は、周囲の人に悪影響を与えます。

ドラッグなどの薬物は、脳の障害につながり、リストカットは体に傷あとを残します。摂食障害は、肥満になったり、逆に病的な痩せ方をしたりします。

DVや児童虐待では、言うまでもなく子供や家族に、打撲、骨折などの深刻なケガを負わせてしまいます。

このように多くの依存症は、本人や家族の体に重大な悪影響をもたらす病気なのです。

2、心の病気

依存症になると、心のありようや考え方が歪んできます。これには以下の五つの側面が見られます。

①病識の欠如

病識というのは「自分の心が病んでいる」「依存症である」と本人が自覚することを指しますが、この病識がない人がほとんどです。病識がないため、自分から進んで「病気かもしれない」と、診察を受けに来る人はまずいません。ことに性依存の場合、自分の病気をまったく自覚していないのが普通です。

②反省や内省の欠如

どんなに失敗を重ねても、自分の非を認めず、最後には責任を他に転嫁してしまうこともしばしばあります。反省や内省をしないどころか、中には、面倒をみてくれる人や、立ち直らせようとする人や医師などを逆恨みしたりするケースもあります。

精神科医が依存症の患者さんを敬遠しがちなのは、その裏切りが多いからです。「もう二度とやりませんね」と念押ししても、翌日、また依存行動をしたりします。性依存では犯罪行為につながることもあり、ほとんど反省・内省していないのが実情です。

③否認

医師が「依存症です」と診断しても、多くの人が「自分は絶対に違う」と強く否認します。このため、治療の入り口でつまずく例も少なくありません。私は本人に「あなたは病気なのだから治療が必要です」とはっきり告げ、なんとか自覚させるようにしています。

性依存症の場合、まだこの言葉自体がよく知られていないため、本人も家族もなかなか納得しないことが多いのです。そこを根気よく説明し、理解してもらうことから治療が始まります。

④抑制の欠如

酒やギャンブルなど、依存対象のことで頭がいっぱいになり、周囲の人には「今度はしない」と言いながら、何度も繰り返します。「まずいな」と思ったとしても、「今度だけ」と自分を甘やかします。セルフコントロールができなくなっているのです。

⑤言葉と心、行動がバラバラ

抑制の欠如ともつながりますが、本人が「もう依存はやめる」と決意を口にしても、油断はできません。舌の根の乾かぬうちに、またそれを繰り返してしまいます。言葉と、心や行動がバラバラの状態なので、医師であっても、患者さんの言葉をうのみにして裏切られることがしばしばあります。

3、家族の病気

依存症は、家族全体が巻き込まれてしまう「家族全体病」、あるいは「家族病」ともいうべき病気です。

たとえば、アルコール依存症の例です。夫は妻の世話で毎晩晩酌をしているうちに依存症になってしまい、暴力沙汰などさまざまな問題を起こすようになります。一方の妻は、精神的なダメージを受けながらも、「夫には私が必要」と思い込み、さらに尽くします。このような妻を「アルコール依存症をつくる妻」、イネーブラー（Enabler）と呼びます。

依存によって困った状態をつくる人と、それを心配して世話をする人の関係を「家族依存症」または「共依存」といいます。

これは母親と子供の関係でも見られます。子供がネット依存になったとき、母親は「いい加減にしなさい」と口では叱るものの、可哀想だからと三度三度の食事をつくり、部屋まで運んでいきます。子供のほうは食べることができますから、よけいネット依存に拍車がかかるわけです。母親は自分がイネーブラーになっていることに気づいていないのです。

一方、最近では、アルコール依存症の夫を突き放したり、離婚したりする妻も増えています。ただ子供に関しては、なかなかそうはいかないようです。

4、社会の病気

依存症の人は、家族だけでなく、仕事の関係者や友人など周囲の人をも巻き込み、いろいろと社会的な問題を引き起こします。

いつも依存対象のこと（もの）が頭から離れないため、無断欠勤したり、仕事のミスが重なったりして、果ては解雇されたりします。痴漢や強制わいせつで逮捕された場合も、当然そうなります。そうして仕事を転々とする人も少なくありません。

人間関係でもトラブルを起こしがちです。友人たちも離れていきます。家族ですら手に負えず、信用も信頼も、人間関係も居場所も失い、最後には孤立してしまいます。これが依存症の最悪のパターンです。

5、現代的病気

これについては「若い人たちになぜ依存症が増えているのか」の個所で述べました。未熟で体験に乏しく、リアルな感覚が希薄で、無気力・依存的な若者たちは、ちょっとしたきっかけで依存症になりがちです。そのような若者を生み出したのは、高度経済成長期に将来の社会像を見通すことなく、ただがむしゃらに働いてきた私たち大人にも、責任の一端があるのかもしれません。

依存症になりやすいタイプとは？

複雑多様化した現代社会に生きる人たちは、誰でも依存症を発症する可能性があるといえます。そのなかでもとくに可能性が高いタイプがあります。

私の経験からいえば、「さみしさ」「空虚感」「自信のなさ」「不安定感」などの不全感を埋めようとして依存行為に走る人が多いのですが、もっと詳しく一〇のタイプにまとめてみました。

①「依存と攻撃」タイプ

性格面では、冷静にものごとを考えられない、未熟な人格の持ち主が多いといえます。大言壮語しながら、大事なことを自分では決められず、責任ある行動をとることが苦手だったり、情緒が不安定でいつも誰か（何か）に頼ろうとしたりする傾向があります。また、自分にとって都合のよい解釈をしたり、勝手な理屈をこねて言い訳をしたりします。

それらは甘えなのですが、それが受け入れられないとき不満が溜まっていきます。対処の仕方が分からなくなると、依存の対象にのめり込み、味方であるまわりの人々に対しても攻撃的な言動をとってしまいます。このような「依存と攻撃」の両面が見られます。

②「アダルト・チルドレン」タイプ

アダルト・チルドレンとは、もともとは「アルコール依存症の親のもとで育ち、大人になった人」という意味ですが、現在では、アルコールに限らず「機能不全家族」に育てられて、そのまま大人になった人全般を指して使われます。

分かりやすくいえば、過保護な親に育てられ自立できない子供など、「共依存」の関係にある人です。「見捨てられたくない」と思っている人は、よりどころを求めて、人やものに依存しがちです。逆に、幼い頃に母親から抱っこされた記憶がない（と思い込んでいる）人も依存症的な傾向があります。

③「ノー」といえない「イエスマン」タイプ

人から誘われると断れないタイプの人もよく見受けられます。「ちょっと一杯」とか「一回だけやってみない？」という酒やギャンブルの誘いにも、「断ったら相手に嫌われるのでは」「仲間外れにされるのでは」という心理が働き、受け入れてしまうのです。

このタイプは人づきあいやコミュニケーションが苦手なため、直接人に関わらずにすむパチンコやゲームに没頭したり、生身の女性を避けて、盗撮や下着泥棒で欲求を満たしたりします。それが高じて、ギャンブル依存症や性依存症へ発展します。

また、人前で話すのが苦手な人が、アルコールの力を借りて自分を駆り立てているうちに、依存症になることもあります。

④「対人緊張」タイプ

人づきあいやコミュニケーションが苦手なため、直接人と関わらずにすむパチンコやゲームに没頭したり、生身の女性を避けて下着泥棒や盗撮で欲求を満たしたりします。これらが高じて、ギャンブル依存症や性依存症の発症につながります。

また、人前で話すのが苦手な人が、アルコールの力を借りて自分を駆り立てているうちに、依存症になってしまうということもあります。

⑤気弱な「逃げ腰」タイプ

自分にとって都合の悪いことや、苦手なことがあると、その場からの逃避を考えるタイプです。このタイプの人にとっては、ゲームやインターネット、買い物などは、自分を傷つけずに逃げ込めるための必要な手段となり、依存症に陥りやすくなります。

⑥定年後、子育て後「空の巣」タイプ

勤勉に仕事をしてきた人が、定年後、アルコールなどへの依存を深めるケースが増え、「定年後依存症」とも呼ばれています。

また、子供の独立や結婚で、取り残されたように感じている中高年女性は「空の巣症候群」と名づけられていますが、このタイプは、キッチンドリンカーになりやすく、そこから依存症に移行することもあります。

⑦「自己評価が低い」タイプ

何事に対しても自信がなく、「どうせ俺なんか」「私なんか」が口癖になっている人がいます。仕事がうまくいかないと、途中で自信をなくして投げ出してしまうこのタイプの人は、ひとりで気軽にできて、自分が主人公、リーダーになれるゲームやパチンコなどにはまりやすくなります。

⑧「すぐキレる」タイプ

衝動的で、すぐカッとなる人もよく見受けられます。人の話を聞く耳を持たず、じっくりと話し合うことができません。「社会性がない」「自己チュー」と言い換えることもできます。自分の信念を貫くことも苦手です。

⑨「プレッシャーに弱い」タイプ

周囲の期待が高ければ高いほど、それをプレッシャーに感じてしまい、期待に応える結果が出せなくなることがあります。プレッシャーに弱い人は、アルコールや薬物に頼りがちです。

また、以前成功をおさめた人が、新しいことを始める際、失敗したらどうしようという不安に耐えられず、依存が深まっていくこともあります。

⑩融通がきかない「頑固者」タイプ

自己中心的な「頑固者」も依存症に多いタイプです。ただし、治療して回復していくにつれ、がらりと人が変わったようになることもあります。よい意味での「頑固者」になるわけですが、これは宗教における「回心」とよく似ているといわれています。

「予備群」から「依存症」へ進むきっかけ

いま述べたさまざまなタイプは、依存症になりやすいタイプですが、みんながみんな、依存症になるわけではありません。先ほど指摘したように、「依存症予備群」の状態が、何かのきっかけによって自分でも気づかないうちに依存症へと進んでいくのです。

では、どんなきっかけがあるのか、依存症の種類別に見てみましょう。

■アルコール依存

サラリーマンや職人などは、仕事のつきあいや、仕事上のストレス解消のために長年飲酒を続けているうち、依存症になるケースが多く見られます。また、定年後に仕事も仲間も居場所もなくなって、アルコールへの依存度が高まり、昼間から居酒屋に入りびたりになる例も増えています。居酒屋でなくとも、コンビニなどで二四時間、手軽にアルコール類が入手できる環境も、依存度を増やすことにつながっています。

女性のアルコール依存症も、近年増加しています。女性の場合、心の問題がきっかけになることが多いようです。失恋、夫の浮気、身近な人やペットとの死別や離別、子供の独立や結婚などで心にぽっかり穴があくと、依存しやすくなります。

心の穴を埋めようとしてアルコールを飲むのですが、飲むほどにさみしさや空虚さが募り、さらに飲み続けるうち依存症になってしまいます。また、高齢化社会の現在、老父母の介護に疲れ果て、アルコールに手を出し、深みにはまってしまう例もあります。

家庭のトラブルがなくても、食事のしたくをしながら飲むキッチンドリンカーから、いつしか依存症に移行するケースも少なくありません。

■薬物依存

現在、中学や高校などでも薬物使用が広がっているといわれます。仲間もやっているから「ちょっとだけ」と興味本位で、シンナーや危険ドラッグに手を出すのです。これが依存症への入り口になります。いったんはやめても、成人してから以前の非日常的な快感を思い出し、また薬物に手を出してしまう。強い刺激を求めるようになって覚せい剤などにはまり、中高年になって捕まってしまうケースも増えています。

■ギャンブル依存

これも友人の誘いや興味本位から始まることが多い依存症です。競馬や競輪などのレース場は独特の雰囲気があり、賭けている行為自体の刺激や高揚感が強いものです。また、トータル的に負けているにもかかわらず、大勝ちをした一瞬の快感が忘れられず、のめり込んでいきます。

■ゲーム・ネット依存

今の一〇代〜二〇代の若者は、もの心ついた頃から、スマホやゲーム機がごく手近にある環境で育っています。学校に入ると、友人や仲間の誘いでオンラインゲームやＳＮＳを始めます。心の渇きや仲間とつながりたいという欲求から続けているうちに習慣となり、睡眠時間を削ってまで夢中になる依存症へと進んでいきます。

■摂食障害・リストカット

これは圧倒的に女性に多く見られる依存症です。女性はもともと関心が自分の体の方向に向かいがちです。化粧やファッション、太ったとか痩せたとか、ちょっとしたことが気になり、拒食や過食になってしまいます。また、いじめなどを受けて、嫌なことを忘れようとカミソリなどで手首を傷つけたりします。

■買い物依存

それがとくに必要というわけではなく、心の空虚さを「もの」で埋める、あるいは買うこと自体が快感になります。「何かむなしい」「友人や同僚とうまくいかない」「家庭生活がうまくいっていない」などの不全感がきっかけのひとつになります。

■性依存

最後に、本書のテーマでもある性依存症ですが、性依存症の人には、人づきあいがうまくいかない、とくに女性が苦手という共通の特徴があります。女性に対する歪んだ思いがあり、そういう人が職場や家庭でのストレスが溜まると、性依存にはまっていく例が多いのです。これについても次章で詳しく述べることとします。

「やめられない」のは意志の問題？

ここまで読んでこられた方は、依存症についてほぼ理解していただいたことと思います。ご自分の夫が、あるいは子供が「どうもおかしい」と思い当たることがあれば、早めに専門の医療機関に相談することが大切です。

ところで、依存症の人に対し、一般の人たちがよく口にするのは「本人の意志が弱いから依存症になった」あるいは「依存症から抜けられないのは意志の弱さのせい」という言葉です。

そうではないのです。依存症の最大の問題は、自分の意思ではどうにもならない点にこそあります。言い換えればば自己抑制できない、いわば「セルフコントロール障害」です。この章の冒頭で述べた「わかっちゃいるけど、やめられない」のが依存症です。

先に、薬物依存症の患者同士の自助グループについて触れましたが、あるグループでリーダーを務めている人が雑誌のインタビューに応じ、彼はこう語っています。

「今は患者仲間たちと一緒に支え合いながら暮らしていて、リーダーでもあるので、薬に手を出すことはまったく考えません。でも、ここから出て自分一人になったとき、覚せい剤が目の前にあればどうなるのか……やらないと言い切る自信はないです。きっとまた、手を出してしまうでしょうね……」

正直な言葉だと思います。依存症になった人にとって、依存対象と手を切ること、完全にやめることはそれほど難しいのです。

では、なぜやめられないのでしょうか。これについては、世界の精神科医をはじめ、さまざまな分野の人たちが研究を行い、さまざまな説を唱えてきましたが、決定的なものはないというのが実情なのです。

たとえば、患者さん本人の「成育歴」を重視する説があります。生い立ちのなかからトラウマになっているものを探り当て、それを解消すればいいという考え方です。成育歴は診断の際の重要ポイントのひとつであるのは事実ですが、それに頼るのは無理があります。現代社会を背景にした現代病である依存症には、古典的精神分析では歯がたたないというのが、現場で治療する側の実感です。

また、依存症は脳のメカニズムに狂いが生じているため、依存行為をやめられないという説もあります。たしかに薬物やアルコールの乱用により、脳神経が侵されることは実験によって証明されていますが、それは動物実験です。生きている人間の脳を解剖するわけにはいきませんから、これも確たるものとはいえません。

依存行為をやめられない人を、どうすればやめさせられるか、これが依存症治療の要です。

私たちのクリニックでは、患者さんを依存対象から遠ざけると同時に、「認知の歪み」を正していく治療法をとっています。認知の歪みとは、前章でも触れたように、依存者が責任転嫁などによって自分の行為を正当化しようとするものです。

たとえば性依存症の人は「ミニスカートをはいた女性は、痴漢をされてもしかたない。盗撮されたがっている」などと平気で口にします。また、近年とくに問題になっている児童虐待の場合、子供を殴ったり蹴ったりの暴行を加える親は、「これは、しつけ」と言い張ったりします。

まさに認知が歪んでいるのです。本人も気づいていないその歪みを、認知行動療法などのさまざまなプログラムによって本人に自覚させ、正していくわけですが、その治療の詳細については、最終章で述べることとします。

人生を狂わせてしまう依存症の怖さ

これまでも度々指摘してきましたが、依存症という心の病気の怖さは、本人はもちろん、家族をはじめ周囲を巻き込んでしまうことです。薬物や万引き、痴漢、盗撮、のぞきなどは犯罪行為として処罰されます。最初のうちは多くの場合、執行猶予つきですみますが、度重なると実刑判決を受け刑務所に収監されます。アルコール依存症で暴力をふるい、事件を起こしても同様です。ギャンブル依存症で多額の借金地獄に陥ることもあります。

どの場合も、会社を解雇されたり、離婚などの家庭崩壊を招いたりします。それればかりかすべてを失い、人生を狂わせてしまうのが依存症です。とくに性犯罪につながりやすい性依存症の場合、そういうケースがよく見られます。

この章の最後に、前章では紹介しなかった事例を取り上げ、依存症がいかに破滅的な結果になるかを見ていきたいと思います。また、これまで依存者の側からのみ述べてきましたが、たとえば痴漢行為には、当然被害者がいます。被害女性もまた、事件当時はもちろん、あとあとまで精神的後遺症に苦しむのです。なかなか表面に出ない被害女性の心の叫びに耳を傾けることも必要です。

そこで、ある加害男性と被害女性のケースをそれぞれ見ていきます。なお、事件は別々のもので、当事者同士は無関係です。

■アルコール依存の果てに痴漢、すべてを失う

Mさん（初診時四五歳）は元国家公務員。東京近県に、両親と三人暮らしで育ちました。職人の父親は普段はおとなしいのですが、酒が入ると気が大きくなり、母親を怒鳴りつけたり暴

力を振るったりしていました。母親の口癖は「お父さんのような酒飲みになるんじゃないよ」でした。

引っ込み思案の性格だったMさんは、中学生のとき、いじめの対象になりました。下校時にクラスの仲間数人に空き地に連れていかれ、ズボンを脱がされ、自慰行為をやらされました。ときには、女子生徒の前でやらされることもあり、「私のなかで強いトラウマになっていたが、親にも先生にも言うことができなかった」そうです。

高校を卒業し、専門学校を経て国家公務員になりました。下級職ですが、将来の安定を求めたわけです。

実家を出て官舎暮らしが始まると、初めて酒を飲みました。内気で人づきあいの下手なMさんには役所での仲間もできず、仕事から帰ると、一人で飲む酒が唯一の楽しみになりました。酒乱の父親を見ていましたので、自分はそうならないと言い聞かせながらの飲酒です。初めは缶ビールと缶チューハイを一本ずつ飲む程度でした。ときには深酒をすることもありましたが、職場には遅刻せずに通勤していました。

中学時代に女子生徒の前で自慰をやらされたトラウマもあり、役所の女性職員とは口もきけず、一生独身でもいいと思っていたのですが、三二歳のとき、母親の知人の紹介で見合い結婚をしました。子供も生まれ、傍目には小さな幸せを手に入れたように見えましたが、Mさんの孤独感は増すばかりでした。というのも、奥さんとうまくいかなくなったのです。

もともと気位が高く、きつい性格の奥さんは、仕事から帰った夫に「給料が安い」と、毎日のように愚痴をこぼし、「男としての甲斐性がない、落ちこぼれ」と口汚くののしるのです。無口で気の小さいMさんは言い返すこともできず、酒に頼りました。父親のように暴力を振うことはありませんでしたが、二日酔いで朝起きられず欠勤したり、仕事に出てもミスが目立ったりするようになりました。こうなると救いは酒だけ、終業のベルが鳴ると、机の引き出しからカップの日本酒を取り出し、一気に飲む毎日でした。

当然、上司の評価は落ち、役所ではダメ人間の目で見られます。そんなみじめさをかかえたまま職場を出ても、妻がいる家に帰る気になれず、安酒場に入るか、コンビニで買った酒を公園のベンチであおるのです。

飲んで酔いがまわると気持ちが高揚し、妻とはセックスレスになっていたことからくる性的欲求を覚えますが、風俗店に行く金銭的余裕もなく、ただただ酒に溺れるばかり、もう明らかにアルコール依存症です。

そんなある夜、居酒屋で飲んだあと、すさんだ気持ちのまま駅の売店で缶ビール二本とチューハイを一本買い、ホームでビール二本を立て続けに飲み干したあと、電車に乗りました。比較的混んでいたので、電車のドアにもたれ、残りのチューハイを空けました。

乗り継ぎ駅に着き、乗客の多くが降り、Mさんは空いた席に座りました。隣にはワンピース姿の若い女性がいました。飲み会帰りなのか、女性は甘い香りをただよわせながら居眠りしています。触ってみたいという衝動に駆られました。Mさんは自分のカバンを膝の上に横に倒して置き、左手の甲で軽く女性の太股をスカートの上から触りました。女性は無反応で、彼はスカートの横から手を入れ、肌の感触を確かめながら奥に進んでいきました。久しく触れていなかった柔らかく温かい肌に触れ、「酒の酔いとは別の快楽を感じた」と彼は言います。

しかし、そこまででした。突然、「パンツの中に手を入れてんじゃねぇよ！」と、車内に甲高い声が響いたのです。我に返ったMさんは立ち上がって逃げようとしましたが、他の乗客数名に手首を押さえられ、次の駅で警察に引き渡されたのです。

「公務員の痴漢事件」として新聞報道され、役所を停職処分となりました。自分でまいた種ですが、Mさんの転落はここから始まりました。被害者側が「強制わいせつ罪だから一〇〇万円」という示談金を要求してきたのです。夫の破廉恥罪に怒り狂った奥さんは、「そんなお金、どこにあるのよ！」と吐き捨て、子供を連れて実家に戻りました。離婚届が送られてきたのは一週間後です。

ささやかな預金も妻が全額引き出しており、示談金を払うお金もありません。払わないと裁判にかけられ、役所も懲戒免職されます。Mさんの父親は飲酒がたたり、肝硬変ですでに亡くなっていました。母親に頼み込み、何とか示談金を工面してもらい、告訴は免れたものの、地方の役所に異動を命じられたのです。しかし、その新しい職場でも噂は広まっており、「エロ男」と聞こえよがしに言う職員もいました。

針のムシロのような状態に耐えられず、ついに自己退職。実家に帰り、酒びたりの生活になりました。そしてまた、酔ったうえで電車内での痴漢行為をやってしまったのです。再び逮捕され、罰金を支払ってくれた母親から「あんたはお父さん以上の最低の男。もう親子の縁を切る」と言い渡されました。母親にとってもショックだったのでしょう、その後、彼女は心筋梗塞で倒れて入院してしまいました。

Mさんは治療を条件にした法処分によってクリニックへ来ることになり、アルコール依存症と性依存症の治療を受け始めました。家庭が崩壊し、職も失い、さらには母親からも縁切りを宣告されたMさん、現在も生活保護を受けながら治療に通院しています。

■「電車が怖い、男性が怖い……」痴漢被害に苦しめられて

私の編著による『性依存症のリアル』（金剛出版）という本があります。さまざまな性依存症の実態をまとめた本ですが、性依存が性犯罪になり、その加害者と同時に被害者の声も記録しています。

その中のひとつ、痴漢被害者体験談に、目白大学心理カウンセリング学科の斎藤梓さんと、榎本クリニックの深間内文彦先生が、被害者本人から聞き取り、手記形式にまとめた文章を載せています。「罪悪感を覚えない」のが性依存者共通の心理ですが、被害女性の心はこんなに苦しい思いをしているということを少しでも分かってもらうため、その手記を抜粋しながら引用することとします。

〈朝、電車はいつも通り混んでいた。満員電車は嫌だったけれど、乗らないと遅刻してしまうので私は電車に乗った。一駅過ぎた頃、お尻のあたりを触られている感じがした。「痴漢だ！」と思った。次の駅で一度ホームに降りてかわそうと考えた。次の駅で降り、違うドアから再び乗車した。でもしばらくして、また同じようにお尻のあたりを触れてくる感触がした。次の駅でもさっきと同じように一度降りようと思った。次の駅までの辛抱だ、と思っていたら、手が下着の中に入ってきた。

びっくりした。びっくりして身体が動かなかった。自分が何をされているのか、一瞬分からなくなった。電車がホームに着いて、痴漢の手が離れていったから電車を降りようとした。けれど、その瞬間、腕をつかまれた。強い力ではなかったけれど足が動かなかった。自分の身体なのに自分の身体ではないようだった。扉が閉まって電車が動き出した。また、痴漢が始まった。はじめ頭の中は真っ白で、でもだんだん怖くなってきて、ピクリとも身体を動かすことができなかった。動かしたら、もっと怖いことになるんじゃないかと思った。「誰か助けて！」って声を出したかったけれど、声すら自分の自由にならなかった。

痴漢の手はもっとエスカレートしてきた。そんなところ自分でもほとんど触らないのにって思った。ひたすら不快だった。そのうち、身体に何かが入ってくる感じがした。気持ちが悪かった。怖かった。吐き気がした。でも頭の片隅で、どうしたら逃げられるかな、どうしたら誰か助けてくれるかな、とずっと考えていた。斜め前の人とか、気づいてくれるんじゃないかと思ってじっと見た。でも気づいてくれなかった。誰も助けてくれないんだと思った。次の駅に着くまですごく長く感じた。やっと次の駅に着いた。ドアが開いた瞬間「何やってんだ！」と近くで声がした。びくりとして心臓が飛びあがるかと思った。私が怒られたのかと思った。痴漢の手が離れた。振り返ったら、男の人が痴漢の手をつかんで、ホームに引きずり降ろそうとしていた。私もホームに降りた。

そこからはよく覚えていない。頭の中がフワフワして、現実なのかどうか分からなかった。気がついたら、駅員さんの事務室みたいなところにいた。だんだん身体が震えてきた。涙が出てきた。でもなんで泣いているのか分からなかった。授業どうしよう、学校始まっちゃったな、遅刻になっちゃう、学校への連絡はどうしたらいいんだろう、そんなことばかり考えていた。

そのうち、警察の人がやってきた。何が起きたのかを聞かれて、ちゃんと答えなくちゃと思って、がんばって答えた。警察の人は「もし、正式に相手を罰したいと思うなら、これから警察署に来てもらうことになります。時間がかかるけど、どうしますか？」と言った。「これは犯罪なんですか？」と私は聞いた。警察の人は「強制わいせつという罪です」と言った。私はびっくりした。痴漢じゃないの？〝キョウセイワイセツ〟って何？ってびっくりした。時間がかかるんだ、学校を休むことになっちゃう、どうしようって迷った。でも警察署に行かなかったら、この加害者はこの場で解放されちゃうのかも。それは嫌だ。警察の人に断って、お母さんに電話をした。お母さんの声を聞いたら、また涙が出てきた。事情を伝えると、お母さんもびっくりしていたけど、「学校は私から連絡するから心配しなくて大丈夫」と言ってくれ、私は警察署へ行くことにした。

次の日、すごくだるかったけど、がんばって学校に行こうと思った。電車に乗るのはとても怖かったけれどお母さんがついていきてくれ、女性専用車両に乗った。周りが女性ばかりで少し落ち着いた。それでも途中で気分が悪くなり、一度降りて次の電車に乗ったりした。授業は坦々と過ぎていった。足元がフラフラしているような、なんだかボーッとするような感じがした。下校時は友達が一緒に帰ってくれた。道を歩いていると、人が自分を追い越すたびに心臓がパクパクした。特に男の人は怖くて、学校では男の先生と目を合わせることもできなかったし、道を歩いていても男性を見たくなくて、目を伏せていた。

事件から一週間が過ぎた。ジワジワと疲れが溜まっている気がした。でもがんばって朝起きて、制服に腕を通そうとしたら、突然、ひどく強く事件の時のことが頭をよぎった。気持ちが悪くなってその場にうずくまった。頭の中に映像が勝手に流れてきて吐き気がする。涙が出て呼吸が苦しくなった。お母さんが駆け寄ってきた。でもそのときはお母さんだと分からなくて、お母さんが私の肩を触った瞬間、もっと怖くなって手を振り払ってしまった。それでもお母さんは毛布を持ってきて私をくるんでくれた。

「学校は休もうか?」とお母さんが言った。「行きたい」と私は行った。一週間がんばれたのに、ここでくじけるのは嫌だと思った。そして、今日休んだら学校に行くことがもっと怖くなるような気がした。でも結果的に、私は学校に行くことができなかった。駅に近づくと身体が震えて、事件を思い出して、電車に乗るのが怖くなった。その日から、学校は行けたり行けなかったりになった。お母さんは仕事を辞めてずっと家にいてくれるようになった。お母さんに申し訳なくて、学校に行けない自分が情けなかった。

なんでこんなことになってしまったんだろう。なんで私だったんだろう。なんで自分はこんなに弱いんだろう。他のみんなは平気なのかな。悩んでいるのは私だけなのかな。電車は怖いし、外は怖いし、男の人は怖い。考えたくもないのに事件のことばかりが頭を巡って息が苦し

い。（中略）
お母さんが、加害者の弁護士から手紙が来ていると言った。触りたくも見たくもなかったけれど、ちゃんと反省しているのかどうかが気になって手紙を読んだ。正直、本当に悪いと思っているのかなと思うような内容だった。でも、その人は大学生で四月に就職が決まっていると書かれていて、それが気になった。このまま裁判とかになったら、相手は就職ができなくなるのかな。一人の人間の人生が左右されると思ったら怖くなった。
数日してお母さんとお父さんから、相手の弁護士からお金を払うので告訴を取り下げてほしいという話があったと言われた。私は嫌だった。そんなお金はもらいたくないし、お金を受け取ったら相手を許すことになると思った。人を傷つけてお金で解決しようなんて、ふざけていると思った。ここで私が告訴を取り下げたら、相手は普通に就職ができる。こんな人が普通に就職するのは許せないけれど、私のせいで人生が狂ったなんて憎まれるのも怖い。私には荷が重すぎる。それに、私が被害にあったせいで、お母さんは仕事をお休みしている。お母さんが仕事を休むのに、職場の人に電話で謝っているのを聞いたことがある。お母さんが泣いているのも見たことがある。お父さんとお母さんが真剣な顔で話し合っているのも……。だから家族に迷惑をかけているという気持ちもあったし、お金を受け取ったら、少しは家族の助けになるかなと思った。

お父さんとお母さんに私の迷いを伝えた。お父さんは「こんなヤツを許す必要はない」と言っていた。お母さんは「裁判になるのも大変だし、私も迷っている。でも、あなたの気持ちが一番大切」と言ってくれた。三人で話し合っている中で、お母さんは「相手があなたを傷つけた。だから相手の就職のことなどは考えなくていい。家のことも考えなくていい。だから正直に決めていい」

事件のことも加害者のことも、考えることさえ嫌だった。考えるたびに事件を思い出して、気持ち悪くて苦しかった。吐いたりもした。ご飯も食べられないし、夜も眠れない。でも、私は考えた。私は、お金を受け取らず、告訴を取り下げないと決めた。〉

加害者やその周囲の人々が陥る悲惨さはもとより、被害者にも深刻な深い傷を残す依存症の恐ろしさを、いま一度、心に刻んでいただきたいと思います。

第3章　正しい理解こそ、性依存症治療のスタート

時代によって変化する「性」をめぐる認識

前章では依存症全般について、そのメカニズムや特徴などを述べてきました。この第3章では、本書のテーマである性依存症に話を戻して、より広範囲な角度からお話ししていきたいと思います。

第1章と2章の最後で、性依存症のさまざまな事例をあげました。性依存症の実態を知っていただくためですが、女性読者のなかには、男性に対する嫌悪感や不快感を覚えた方がおられるかもしれません。事例の多くが、女性を対象にした性犯罪にいたっていますから、それも無理からぬことでしょう。

しかしながら、先にも触れたように性（愛）は人間が生きていくうえでの根源的・普遍的な問題です。古今東西、あらゆる時代を通じて、性は宗教をはじめさまざまな分野で論じられ、また文学や美術などの芸術面で描かれてきました。それぞれの時代を映す鏡であり、その時代を生きた人々の心とも深く結びついたものが性（愛）なのです。

時代によって、性をめぐる社会の価値観や人々の認識は、大きく変化してきました。少し堅い話題になりますが、現代の心の病である性依存症を正しくとらえるために、性をめぐる歴史をざっと見ていきたいと思います。

女と男の関係について、最初に文字によって記されたのは旧約聖書だといわれています。その『創世記』に「神が土のちりで人（アダム）を造り、エデンの園においた」と書かれています。そして、主な箇所を抜粋すると、こう続きます。

〈神は人からとったあばら骨でひとりの女（エバ）を造り、人のところへ連れてこられた。そのとき、人は言った。これこそ、ついにわたしの骨の骨、わたしの肉の肉、男から取ったものだから女と名づけよう。それで人は妻と結び合い、一体となるのである。ふたりとも裸であったが、恥ずかしいと思わなかった。ところが、神が禁じた木の実（善悪を知る）をへび（悪魔の化身）にそそのかされた女がその実を取って食べ、共にいた夫にも与えたので、彼も食べた。すると、ふたりの目が開けた。自分たちの裸であることがわかったので、いちじくの葉をつづり合わせて、腰に巻いた。〉

旧約聖書の時代には、このように男性優位主義の考え方がありました。それから三〇〇〇年後に、現代の女性たちはフェミニズム運動として、そうした考え方に反撃することになります。禁断の木の実を食べたことに神は怒り、女には出産の苦しみを、男には労働の苦しみを与えたとされていますが、この女と男の関係と苦しみは、二人の子孫である現代人にまで根底で続いているのです。

次に、性と宗教の視点から見ていきましょう。まず一番の特徴として、かつては宗教でも性が非常におおらかで、自由に生き生きととらえられていたことがあげられます。決して隠れたタブーの問題ではなく、洋の東西を問わずとくに性器の崇拝信仰があり、男根や女陰といったものが崇拝されていたのです。

日本の例でいえば、村々の境には悪霊を排除するための同祖神が祀られていましたが、その前には男根像が立てられていました。また、神社などいろいろなところに大きな男根があり、それを触ることにより出産を願っていました。

そして、生殖行為そのものが神の行為とされていました。生殖の神秘的な営みは神の行為として非常に神聖化されていたのです。古代人は神前で性交渉を持ち、民族繁栄を祈願したといわれています。非常におおっぴらで、今のように隠れて語るものではなかったわけです。中世ヨーロッパでは、一般の農民は、五穀豊穣を願って畑で性交渉を行っていたほどです。

現在でも見ることができますが、インドの寺院では、ミトゥナという、男女がキスをしながら性交をしているレリーフがたくさん飾られています。これは、宗教の境地が性のエクスタシーと同じように考えられていたことを表しています。

このように、性と宗教というものは深く結びついていたのです。

ギリシャ神話も源氏物語も愛と性を語る

古代ヨーロッパの精神文化を表すものとして、最もよく知られているのがギリシャ神話です。数世紀をかけてつくられたこの膨大な神話には数多くの神々や英雄が登場しますが、そこでは実に幅広く神々が愛と性を語り、その二つを深く結びつけています。

ギリシャ神話のなかでも有名なのが、愛と美の女神アフロディテでしょう。天空の神のペニスを切り取り、海に投げつけたあと、白い泡から誕生したのがアフロディテとされています。このエピソードをもとに画家ボッティチェリは「ヴィーナスの誕生」を描いています。男の神として有名なのはゼウスですが、この神は大変な浮気者で、二〇人以上の女神や人間の女性と結びついたことが記されています。

ギリシャ神話全体を通して、生命力と創造性の豊かさ、話題の豊穣さ、そして人間味あふれるおもしろさ（愛と性）が描かれています。それゆえに、時代を超える普遍性と多様性を今に至るまで持っているのです。

一方、日本にも世界に誇る愛の物語があります。「源氏物語」です。一〇〇〇年も前、紫式部によって書かれたこの物語は、主人公・光源氏の愛と性の遍歴記ともいえます。貴族社会を背景に、光源氏の狂おしいばかりの愛と性が描かれていますが、数多くの女性との関係は、今でいえば不倫です。

これに関して作家・瀬戸内寂聴氏が、ある雑誌の対談で「今の言葉でいえば、レイプの物語」と語っておられたことが印象的でした。瀬戸内氏は源氏物語の現代語訳を手がけ、また性愛を通して人間の本質に迫る多くの作品を書かれた方です。だからこそ、性をめぐる価値観・認識の変化を喝破できたのでしょう。

真夜中に女性のもとへ勝手に忍び込み、性交渉に及ぶ。まさに現代の女性にとって、そんな行為はレイプそのものでしょう。しかし、それが喜びや悲しみ、悩みなどの人間模様に織り込まれ、みごとな物語文学として今も読み継がれているわけです。

このようにおおらかで、自由奔放ともいえる性愛は、時代の変化につれ、やがて宗教や法制度のもと、厳しく管理されていきます。

「管理された性」から解放へ

紀元後のヨーロッパではローマ帝国が栄えました。軍事国家であったローマ帝国は、軍人育成のために結婚を推奨し、それがキリスト教に結びついて一夫一婦制という婚姻形態がつくられていきました。中世ルネサンス時代においてもキリスト教的結婚が支配していました。たとえばフランスの場合、カトリック国で強大なカップル社会だったため、市民に対する性的な制約は極めて厳しいものでした。一方で、宮廷では舞踏会が頻繁に催され、舞踏のあとは乱交パーティ、不倫の場となっていたのです。

こうした、いわば〝性の格差〟ともいうべき社会状況が打ち破られたのがフランス革命（一七八九年）でした。打倒宮廷の戦いに女性たちは市民として、戦士として隊列に加わったのです。さらに、それから一八〇年後、自由と個人主義を訴える「五月革命」が起き、女性の自立、解放が強く叫ばれました。

我が日本はどうだったでしょうか。江戸時代は儒教が盛んで、身分制度が厳しく行き渡っていました。武士階級は三パーセントほどで、八〇パーセントが農民階級でした。農民の間では「夜這い婚」が行われていました。これは、若者たちが夜になると若衆宿に集まり、男たちは女性の部屋に忍び込んで性交渉を持つというものです。身分が固定され、人口移動がなかったため、この夜這いが半ば公然と行われていたわけで、光源氏と同じ行為です。

違うのは、夜這いが結婚に結びつくこともあり、相手とうまくいけば夫婦として一緒になる点です。そして、いったん夫婦になると、今度は婚外交渉が絶対禁止とされました。

それを破り、他人の夫（妻）と性交渉を持った場合、不義密通として死罪の重罪を科せられました。つまり権力者は夜這いを黙認しつつ、一夫一婦制を厳守させるという性の管理を行っていたのです。

明治になると、明治政府は欧米各国から夜這いや男女混浴の風習を批判され、文明開化とともに禁止しました。しかし江戸時代の不義密通は、姦通罪として明治憲法の刑法に明文化されました。姦通はやはり重罪で、ことに夫が妻の姦通現場を目撃した際、妻と間男を殺害しても罪に問われないという内容でした。今ではとうてい考えられない法律ですが、これがなんと第二次大戦後の一九四七年、新憲法制定まで続いていたのです。

また明治以降、日本全体が急速に軍国主義化していきます。家族に関しては家父長制が敷かれ、伝統保守的な男尊女卑の家族形態がつくられていきました。男は外で働き、女は家事・育児に専念する。「男女七歳にして席を同じうせず」の言葉通り、男と女は距離を置かされ、恋愛禁止、結婚はお見合いが主流という世の中になっていったのです。他方、男たちの性の捌け口として江戸時代からあった遊郭がさらに広まり、全国各地に色街が生まれました。

そんな風潮に抗う女性たちも登場しました。明治末期、歌人・与謝野晶子は妻のいた鉄幹と略奪結婚をし、女性の自立と愛を高らかにかかげた歌集『みだれ髪』を発表。同時代に平塚雷鳥は「元始、女性は太陽であった」と主張し、婦人参政権運動を起こしました。これが日本の第一期フェミニズム運動となったのです。

第二次世界大戦時には、男は兵隊に取られ、女性がどんどん軍需工場へ出て行くことになり、女性の社会進出の基礎をつくりましたが、その動きが表面化したのが戦後でした。

敗戦国となった日本は、新憲法のもと、社会のあらゆる面で根底から一変しました。先に触れた姦通罪も家父長制も廃止され、民主主義と男女平等の時代となったのです。かつての遊郭は公認の赤線や、私娼窟の青線として存続していましたが、売春防止法が制定されたことで廃止されました。

これら一九六〇年代の動きを推進したのが、女性の自由と平等を求める運動（第二期フェミニズム運動）です。男女平等の建前とは別に、それまで家庭に縛られていた女性たちは社会進出をして、経済的にも精神的にも自立し、男性と同等に肩を並べ、自由に生きていくようになったわけです。

一方、世界大戦の戦勝国として世界一の大国となったアメリカでは、豊かすぎる社会のなかから、「性革命」が起こってきました。フリー・セックスをかかげたヒッピーと呼ばれる若い男女たちが象徴するように、家族・結婚・性の三位一体が完全に分離し、解放された性、快楽の性へとシフトしていったのです。こうした行き過ぎた性革命に対して、一九七七年一一月、アメリカの有力誌「タイム」は、全米の成人の性意識を調査し、ゆるやかに後退した部分と猛烈な反動の部分が混在していると指摘しています。

アメリカの性革命は、日本にも波及してきました。愛と性と結婚とに対する価値観が徐々に崩れてきたのです。愛がなくてもセックスをする。結婚をしなくてもセックスをする。結果、同棲生活が増え、シングル化・非婚化・晩婚化・少子化が進んでいきました。

豊かで平和な社会のもと、男女関係の逆転が起き、おしなべて優しい男性が顕著化、「草食系男子、肉食系女子」という言葉が生まれたのはご存じの通りです。そんな風潮のもと、既婚男性も帰宅拒否症になったり、妻とのセックスよりも自慰の方がよいとしたりする例も増えてきました。さらには、歪んだ性愛による性依存症が急速に増えてきたのです。

このような多様化、複雑化した生き様のなかで人々は生き甲斐を失い、満たされぬ愛の癒しとして目先のアディクション（嗜癖）へとはまり込んでいきます。そして性愛を求めすぎて、ラブ・アディクションに陥り、人間関係の失敗を繰り返していくうちに、自尊心を失い、破滅の人生へと向かっていきます。

現代社会の陰の部分、まさにそれが心の病気である性依存症であり、その受け皿（治療施設）としての私たちに存在意義があるのです。

ここまで、時代の変化による性の変容の歴史を駆け足でたどってきました。

データで読み取る性依存症の背景

次に、性依存症を生み出す社会的背景を、さまざまなデータを通して見ていきます。

次ページの**グラフ3－①**は「結婚市場の需要・供給曲線」を表したものです。少し古いですが、当時の各種データに基づいて、女性が結婚相手に求める年収の妥協ラインを四〇〇万円以上と考えたとき、「結婚できない男性・女性」を合わせると五〇〇万人近くに達しています。

五〇歳までに一度も結婚したことがない人の割合を「生涯未婚率」と言いますが、日本の男性の未婚率が二〇一〇年に初めて二〇パーセントを超え、二〇一五年には二三パーセントに達しています。当然、女性の比率も上がっており、今後ともその傾向が強まると予想されていきます。また、結婚数の減少と同時に離婚数が増加しているという統計もあります。

これらのデータの背景にはいろいろな要因が考えられます。女性の社会進出が進み、経済的な自立を得た女性が、家庭に縛られることを拒み、あえて「結婚しない生き方」を選ぶ。男性のほうは、全従業員のうち三人に一人が非正規労働者という不安定な状況にあり、結婚したくてもできないケースが多いとみられます。

未婚の男女は、性（愛）面に関しては、いわば荒野をさまようようなものです。男性は風俗

[グラフ3－①] 結婚市場の需要・供給曲線

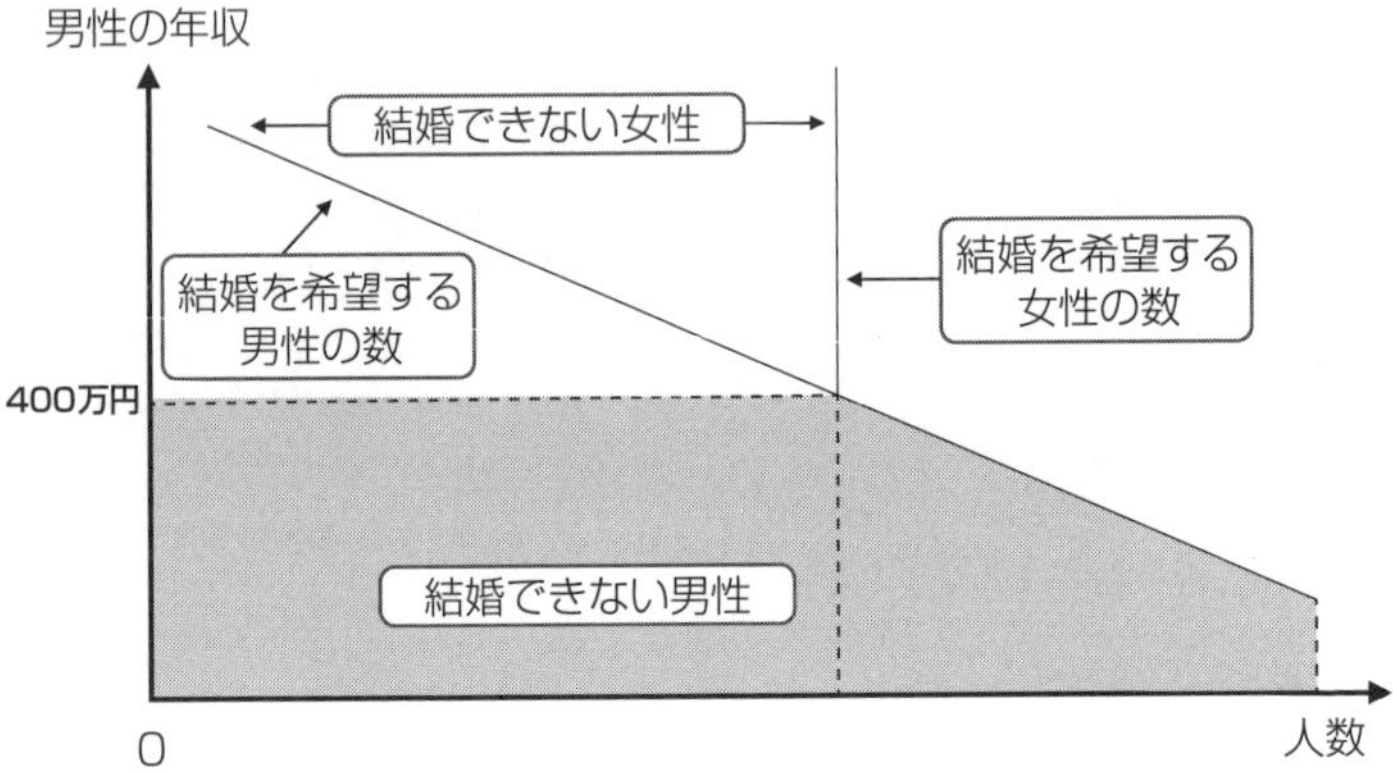

結婚できない {男性 254万4,900人 / 女性 228万4,302人}

＊門倉貴史『セックス格差社会』より

通いや、その挙げ句の痴漢行為ということも起きてきます。女性のほうも、さみしさをまぎらわせようとセックス（恋愛）依存症にはまったりします。

一方、既婚者の場合も問題を抱えています。**グラフ3－②**は、国ごとのセックス頻度を調べたものです。ご覧の通り、日本は一年間で四八回、つまりセックスの回数が非常に少なく、最も多いギリシャでは一六三回、週に三回以上セックスをしていることになります。

統計上からも、日本人のセックスレス化が明確に読み取れます。とくに日本人夫婦の場合、子供が生まれてから夫婦のセックスレスが始まるようです。これにもいろいろな要因があるようです。

共働き家庭が増え、仕事に家事・育児と負

［グラフ3－②］ 1年間のセックス頻度

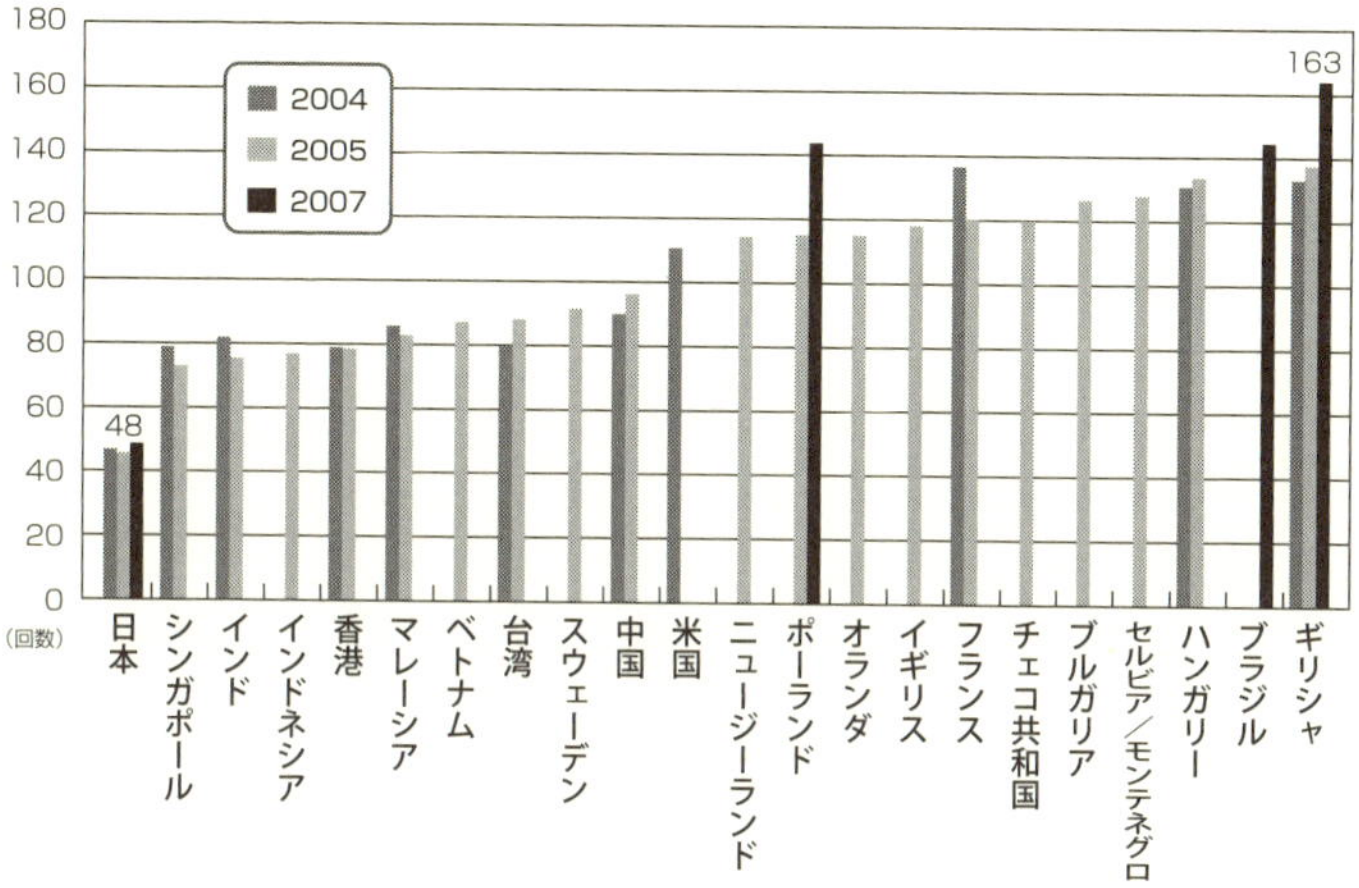

グローバルSEXサーベイ調べ

担の多い妻がセックスを拒むこともあるでしょう。夫は不満を感じても、強引に求めようとはしません。また日本人夫婦は、お互いを「お父さん」「お母さん」と、子供の立場から呼び合うことが普通になっています。夫婦は家計や育児を共にするパートナーではあっても、性の対象として見なくなっている傾向もあるようです。

さらに、日本人の生活環境も影響しているでしょう。昔は子供を真ん中にして夫婦が川の字になって寝るというのが一般的でした。それに対し欧米では、子供部屋に子供を寝かしつけたあと、夫婦が同じベッドに入るのが通常です。これは日本の場合、家屋が狭いということもあったのでしょうが、豊かになった現在でも、夫婦が別々の布団で寝るケースが多いようです。欧米ではどちらかが別のベッドで寝ると、それだけで離婚を要求されてもしかたないとされるほどです。

セックスレス化は、夫のほうにより影響を与えます。もやもやした気持ちがストレスとして溜まると、衝動的に痴漢行為などに向かい、それが性依存症につながっていくケースが非常に多く見られます。

また社会動向も、性依存症の増加と背中合わせの関係にあります。**表3－①**は、この三〇年近くの日本の性をめぐる社会動向を時系列で並べたものです。

昭和六〇（一九八五）年の男女雇用機会均等法成立によって、外で働く女性が増え、それにつれて痴漢などの性犯罪も増加、その対策としてさまざまな法律がつくられています。

しかし、法律によって性依存者が減るかというと、逆なのです。

先にアメリカの禁酒法に触れました。飲酒を禁じた結果、全国のアルコール依存者が数倍にも増える結果になりました。禁じられると、逆にそれを求め、過度に摂取してしまうのです。性依存症についても同様です。法規制によって逮捕者数は増えるでしょうが、その陰で依存症はさらに増えているのです。

そのような性依存症および性犯罪に対する根本的対策としては、法律による取り締まりや収監よりも、繰り返させないようにする専門的な治療が不可欠です。しかし、それを行える施設

［表3－①］ 性をめぐる日本の最近の動向

1985	男女雇用機会均等法成立
1999	男女共同参画社会基本法成立
2000	ストーカー規制法成立 初の女性専用車両
2001	配偶者からの暴力の防止及び被害者の保護に関する法律成立（2002施行）
2001	東京都迷惑防止条例改正 痴漢の被害者が「婦女に対し」と限定されていたものが「人に対し」と改正。男性への痴漢行為も取り締まり対象に
2002	東京都迷惑防止条例改正。盗撮の罰則強化
2004	奈良市で強制わいせつなどの前歴のある男性が7歳児に性的暴力を加えて殺害
2005	流行語「萌え」
2005	法務省に専門家らでつくる性犯罪再犯防止研究会が発足する
2005	法務省が警視庁に子供を狙った暴力犯罪者の移住地情報の提供を開始する
2006	流行語「草食系男子」「肉食系女子」
2006	矯正施設や保護観察所に「性犯罪処遇プログラム」が導入される
2009	裁判員制度スタート（特定の性犯罪事件も対象となる）
2011	警察が子供を狙った暴力犯罪の前歴者に対して自宅訪問と面談指導実施へ

があまりにも少ないのが実情です。そのため、長く依存症治療にあたってきた私たちのクリニックを受診する人が増えてきたわけです。

次ページの**グラフ3－③**は、当院を受診した性依存症患者さんの推移をグラフにしたものです。二〇〇六年に二〇人に満たなかった受診者は、一〇年後の二〇一六年には一七〇人に達しています。

さらに、受診した人たちの依存行動の内訳を示したのが次ページの**グラフ3－④**です。痴漢がほぼ半数で、ついで盗撮、さらに窃視症、下着窃盗などと続きます。それらの人たちには、何度か依存行為を繰り返したあげく、逮捕された例（執行猶予・服役を含む）が七五パーセントほどいます。

これを裏返せば、まだ逮捕されることなく、

［グラフ3－③］
榎本クリニックにおける性依存症者の受診数推移

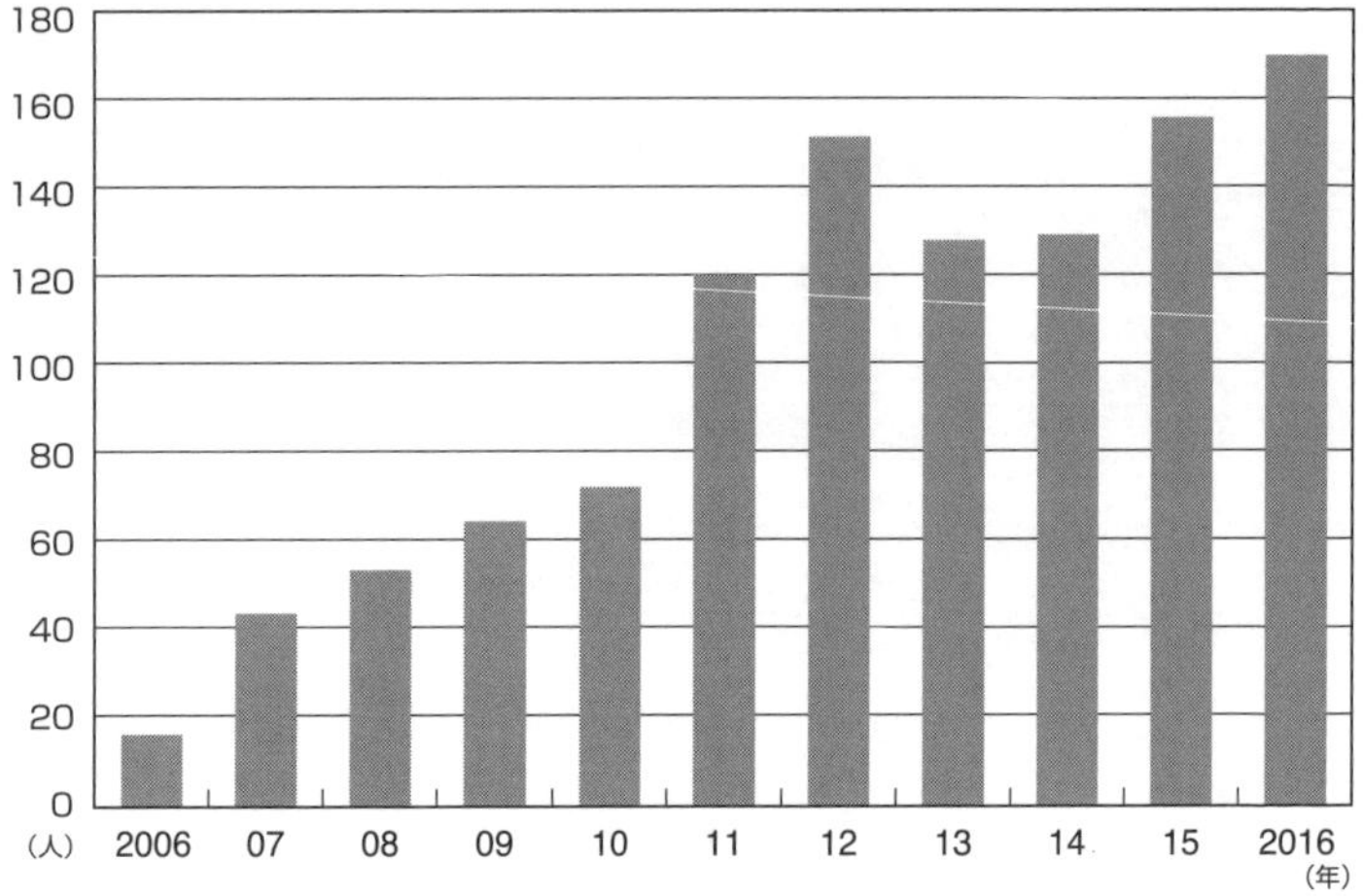

［グラフ3－④］ 榎本クリニックにおける性依存症者の内訳

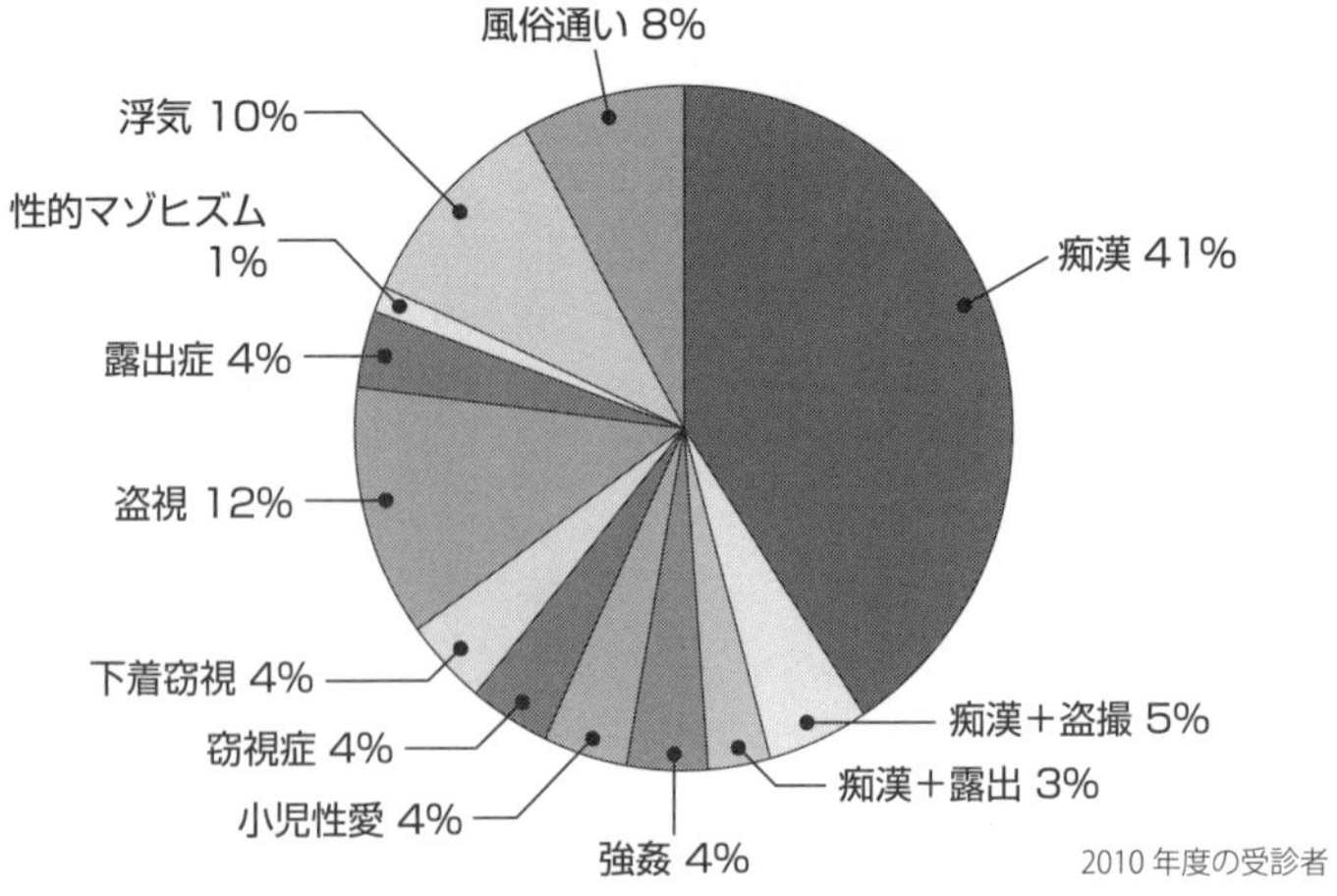

痴漢などの依存行為を繰り返している人たちが圧倒的に多いことを示唆していると思われます。彼らは「いつ捕まるか」とおびえながらも、依存行為をやめることができず、今日も都会をさまよっているのです。

性依存者の素顔は「働き盛りの会社員」

ここまで何度も「性依存症は心の病」と指摘してきました。しかし世の中では、「異常に性欲の強い人が性依存者になり、性犯罪者になる」という決めつけた考え方が一般的です。性欲は人間誰しも持っており、一五、六歳の思春期の少年はことに性的好奇心が強く、性欲も強いものです。しかし彼らが一様に性依存症になるわけでも、まして性犯罪者になるわけではありません。

では、いったいどんな人たちが性依存者になるのかを、当院の受診者のデータから検証していきます。

まず、受診者を年代別に分けた次ページの**グラフ3－⑤**をご覧になってください。三〇代が最も多く、次いで四〇代、二〇代と続きます。三〇から四〇代を合わせると、およそ七〇パーセントを占めます。つまり壮年期、働き盛りの世代が性依存者なのです。

［グラフ3－⑤］ 榎本クリニックにおける受診者の年代

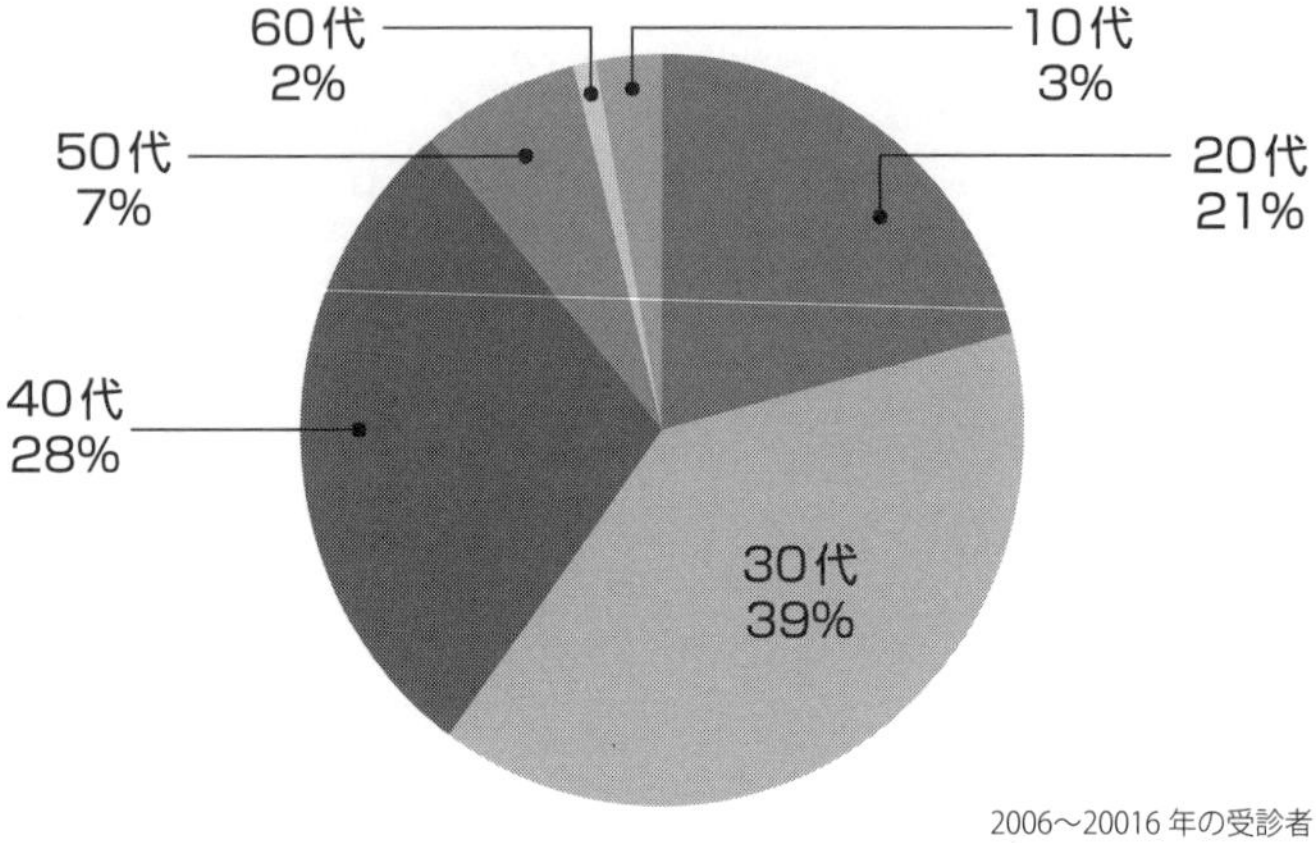

2006〜20016 年の受診者

次に彼らの職業はというと、**グラフ3－⑥**が示す通り半数が「会社員」です。さらに学歴（**グラフ3－⑦**）を見てみると、四年制大学卒がほぼ半数、大学院卒を合わせると、五四パーセントにもなっています。

これらのデータから、性依存者の平均像として「高学歴で、働き盛りの会社員」という素顔が見えてきます。一般の方々が想像している性依存者・性犯罪者のイメージとは、おそらく「低学歴で低収入、一〇代〜二〇代の未婚者で性欲の強い人」というものでしょう。

しかし実際は、むしろ正反対なのです。

三〇代から四〇代の会社員である彼らは、おそらく会社では中間管理職として勤務しているケースが多いはずです。中間管理職は、上司から命令されるプレッシャー、部下を監

［グラフ3－⑥］ 榎本クリニックにおける受診者の職業

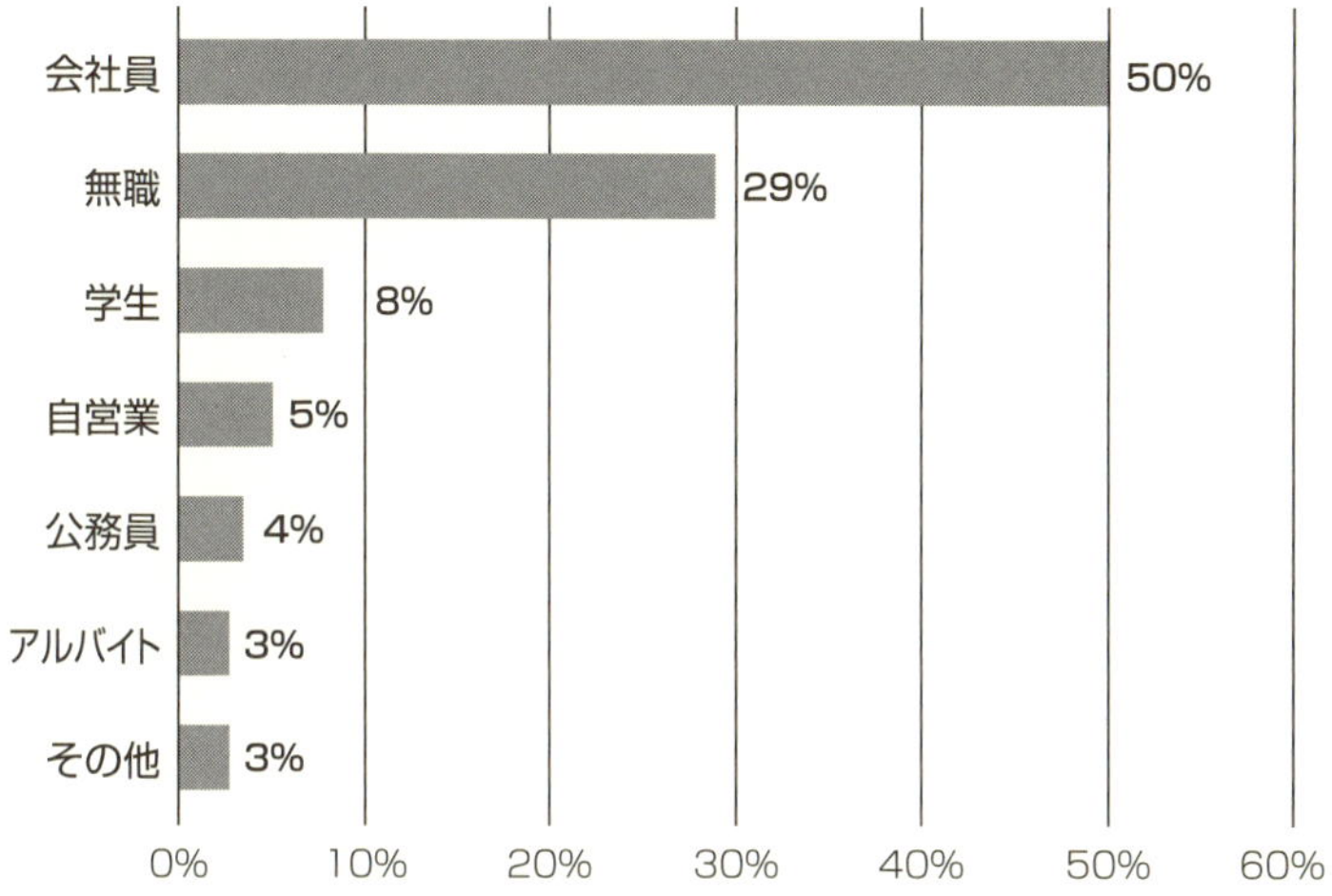

［グラフ3－⑦］ 榎本クリニックにおける受診者の学歴

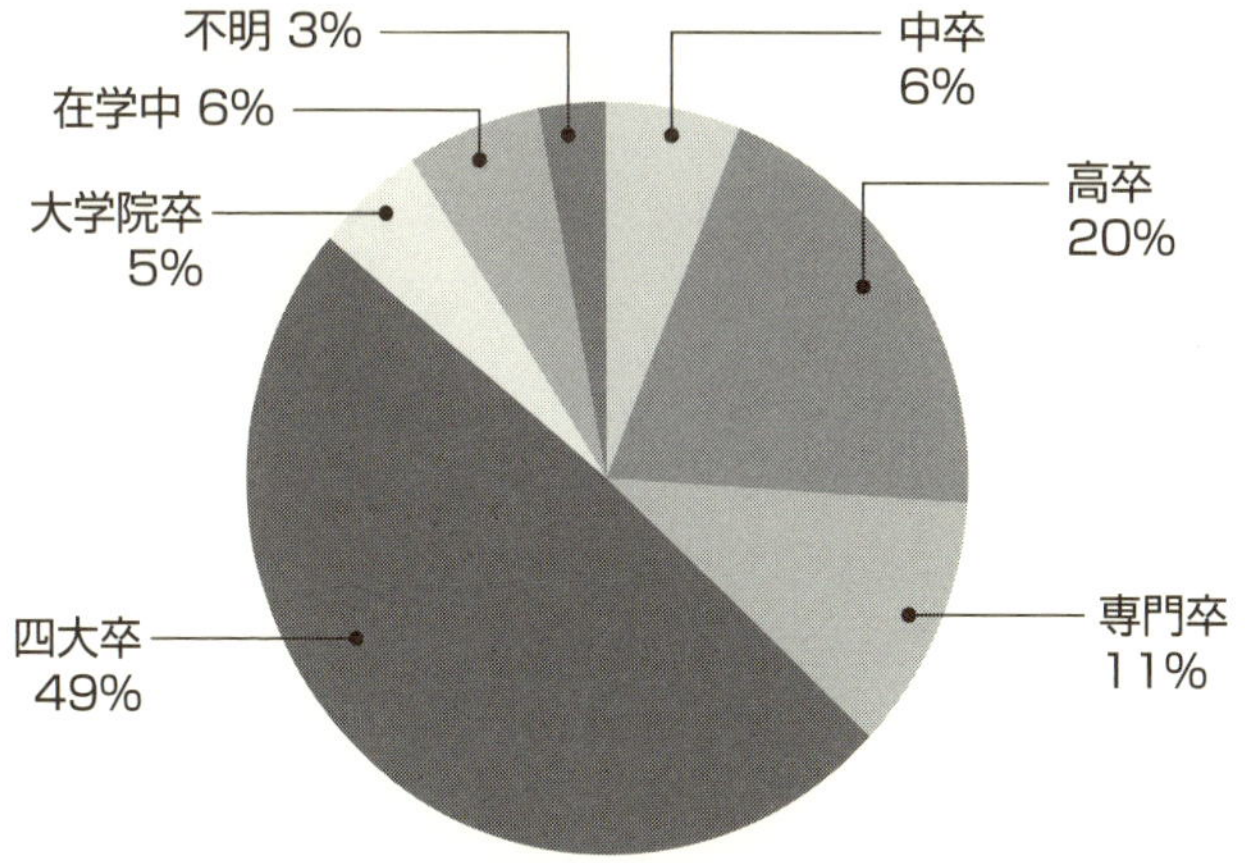

督指導するプレッシャーなどを日々受ける立場です。当然、それがストレスとして溜まっていきます。

一方、家庭では先ほど見たように、夫婦間のセックスレス化が進んでいます。また夫婦関係だけでなく、親子関係も大きく様変わりしています。少子化が進むにつれて母子がより濃密になるのと反比例し、父子のそれは父権の喪失も相まって希薄化していくばかりです。

結果、彼らは会社にも家庭にも自分の居場所を失ってしまいます。

性依存症はプロセス障害の病気

いま述べたような、会社にも職場にも自分の居場所を失った中年サラリーマン。だから性依存者になると結論づけるのは、短絡的にすぎるかもしれません。

ある人はアルコールに、またある人はギャンブルに手を出したりするでしょう。アルコールは体調を崩しますし、ギャンブルには資金が必要ですから、やめざるを得ないのです。

それにくらべ性依存症の場合、厄介です。前章で依存症のタイプ分けを説明しましたが、性依存症は行為依存（プロセス依存）の典型です。

通勤の満員電車の中で、偶然に前に立っていた女性のお尻に手が触れたとします。相手が嫌がる反応を示さないと、もう少し大胆に手を動かします。それでも女性が無抵抗となると、男は一瞬の快感を覚えます。その快感が強烈で忘れられなくなってしまうかどうか、ここが境目です。

アルコールもギャンブルも、一度覚えた快感を求めて繰り返していくのですが、先ほども述べたようにどれも元手となるお金がかかったり、体調を壊して仕事に支障をきたしたりします。サラリーマンにとっては引き返す壁になりますが、痴漢行為の場合は違います。

身も蓋もない言い方をすれば、自分の体を壊すこともなく、無料で快楽を味わえるのです。しかも、通勤電車というごく日常の空間の中で、相手を知らないまま非日常的な性の快感を得ることができるわけです。

前章で依存症全体に共通する特徴として、「強迫性」「反復性」「衝動的」「貪欲性」の四点をあげました。痴漢などの性依存症もすべて当てはまりますが、さらなる特徴として「学習する」点があげられます。より強い快楽を得るため、また捕まらないようにするため、手口が巧妙になっていくのです。そして、成功するにつれ、「スリルと達成感、高揚感」が大きくなっていきます。

これは痴漢にかぎらず、盗撮やのぞき、下着窃盗なども同じです。依存行動のプロセスそのものにはまってしまうのです。プロセス依存と呼ばれる所以ですが、これはプロセス障害ともいうべき心の病気です。
もうひとつ、プロセス依存の特性として留意すべきは、相手に対する自分の行為に罪悪感がないことです。

「人間関係障害」でもある性依存症

これまでの事例で取り上げた性依存症のほとんどの人が「人づきあいが苦手」「人とのコミュニケーションがうまくとれない」と語っています。とくに「女性と話すことができない」「生身の女性が怖い」という人がおり、なかには「女性とつきあった経験がなく、いまだ童貞」という人もいます。内気な人は別に珍しくはありませんが、ここまでくると社会生活をするうえで、人間関係に障害のある人たちといえます。

ここで奇妙に思われるかもしれません。そういう障害を持った人が依存行動をとる相手は、苦手とする生身の女性です。盗撮やのぞきなどは相手に触れませんが、痴漢の場合、直接触れる行為です。最初は衣服の上から始まり、エスカレートすると、スカートに手を入れ、さらにはパンツの中にまで伸ばします。

職場ではまともに女性と話すこともできないのにもかかわらず、見ず知らずの女性に対し、そういう大胆な行動に及んでしまう。そこには性依存症特有の歪んだ性心理が働いています。つまり、相手の女性を「モノ」としてしか見ていないのです。苦手なはずの女性も、モノ扱いすれば大胆に振る舞え、触ることで支配できるのです。

前章の最後で取り上げた被害女性の手記からもよく分かるように、恐怖におののいた女性はパニック状態になり、逃げることも声を上げることもできないのですが、男のほうは無抵抗の相手を支配できたことで、さらに「快感・高揚感・達成感」を感じます。痴漢行為のあと、駅や会社のトイレで自慰をしたりしますが、そこには愛のかけらもありません。まさに人間関係障害の極みです。

そんな彼らが、相手女性に対する自分の行為に罪悪感を持たないのも当然といえます。働き盛りの中年サラリーマンなら、社会倫理として痴漢が犯罪行為であることは分かっています。そのため、捕まらないような相手を物色したり、電車内の場所を選ぶなどのいろいろな工夫をしたりします。

そういう工夫も彼らにとってはスリルであり、うまくいったあとの達成感をより高めることになります。相手の女性に対する罪悪感も、被害女性の感情なども、まったく考えないのです。

「認知の歪み」はなぜ起きるのか

先ほどの「罪悪感がない」という点にもつながりますが、性依存症の人が一様に口にする言葉があります。痴漢や盗撮などをした本人は、警察に捕まり、「どうしてそんなことをしたのか?」と問われると、「スイッチが入ってしまった」と答えるというのです。私たちのクリニックで、スタッフが尋ねても同じ答えです。

「スイッチが入ってしまう」という言葉は、彼らにとっては正直な答えのつもりなのでしょうが、そこには「自分以外の何かがスイッチを入れた。だから自分は悪くない」という責任転嫁の心理が働いています。スイッチを入れたのは他ならぬ自分自身だ、という意識が抜け落ちてしまっているのです。

性依存者には、こうした歪んだ心理が多く見られますが、とくに共通しているのが「認知の歪み」です。前にも述べたように、自分の依存行動を正当化するための身勝手な言い分のことですが、彼らが口にする主なものを列挙してみます。

・ミニスカートなど露出の多い服を着ている女性は、痴漢をされても仕方ない。

・女性は無意識のうちに触られたいという欲求を持っている。
・最初は嫌がっていても、多くの女性は痴漢されているうちに気持ちよくなる。
・女性は男性から痴漢されることで、性的満足を得る。
・職場でみじめな気分になるのは女性のせいだ。だから痴漢をしても許される。
・妻と長い間セックスレスだから、痴漢することは仕方ない。
・触られたからといって、女性は何かが減るわけじゃないし、体に傷がつくわけでもない。

先ほどの「スイッチが入ってしまった」を含め、彼らは淡々とこれらの言葉を口にします。女性読者ならずとも、身勝手な言い分にあきれ、憤りを感じることでしょう。

興味深いことに、性依存行動で逮捕された男性に「あなたの娘さんや、姉妹が同じことをされたらどう思いますか？」と尋ねると、彼らは「絶対に許せない」と色をなして怒ります。それなのに、自分の行動に話が移ると、先にあげたような言葉を口にするのです。

つまり彼らは、「歪んだ認知」という甲羅に逃げ込むわけですが、厄介なのは彼らがでまかせで口にしているわけではなく、そう信じて言っているという点です。歪みを歪みと感じられないことは、心の病気の証しです。

では、なぜそういう認知の歪みが生じるのでしょうか。生まれつき歪んだ認知を持っている人はいません。何かのきっかけがあってそうなるのです。

先に見た事例で、多くの性依存症の患者さんが「少年期にいじめを受けた」と語っています。思春期のいじめ、ことに性的ないじめを受けた体験は、本人にとって深刻なトラウマになります。長じるにしたがって、そのトラウマが認知の歪みにつながり、捌け口として自分より弱い存在である、女性や少年に向かっていくということも考えられます。

しかし、性依存症の人がすべていじめられた経験を持っているわけではありません。高学歴を有する働き盛りの会社員という平均像からすると、むしろ逆に何の問題もなく順調に人生を歩むイメージが浮かびます。実際、クリニックへ通う患者さんのなかには、ごく普通に志望する高校・大学に進学し、卒業後も希望の会社に就職したという、まっとうなコースをたどってきた人が少なくありません。

そんな人たちがなぜ歪んだ認知を持つようになり、性依存にはまっていくのか、これには個人的な要因と社会的な要因が考えられます。

個人的な要因として第一に考えられるのが家庭環境です。これには生まれ育った家庭と、結婚してからの家庭という二つの側面があります。これら両方に問題のあった患者Nさんのケースを通して考えていきます。

Nさんは一人っ子として東京に生まれました。父親は自動車会社の工員、母親は「お父さんは高卒だから工員にしかなれない。あなたは絶対にいい大学に入るのよ」というのが口癖の教育ママでした。小学校低学年から塾通いを始めさせられ、中学・高校を通じて部活も友達づきあいも禁じられました。もちろんガールフレンドなど無縁でした。

そんな母親に対し、口答えひとつせず育ったNさんは、ある有名私大に進学してから、同じサークルの女子学生と仲良くなりました。生まれて初めての恋です。しかし、一度自宅に招いたところ、母親は「うちの子は一流の大企業に入るのだから遊ぶ暇なんかない」とつっけんどんに言い、恋人は恋人で、「あんなお母さんの言いなりになっているなんて最低」と、自分から別れていったのです。

Nさんの心の中には、母親と去って行った恋人、二人の女性に対する「愛憎の入り混じった複雑な感情」が残りました。それでも大学を卒業、大手の生保会社に就職。ところが新人研修のあと配属された営業部の直属の課長が女性でした。やり手のキャリアウーマンである彼女は、試験の成績は良いものの社交性に欠けるNさんを容赦なく叱責、毎日叱られるうち、Nさんは「女という存在に憎しみを感じるようになった」と言います。

二八歳のとき、「あなたにはしっかりしたお嫁さんが必要」と母親に言われるまま、母方の遠縁にあたる女性と結婚。翌年には男の子が生まれましたが、奥さんは母親に輪をかけたような教育ママ、生まれて間もない息子の横で「名門幼稚園から名門小学校・中学高校一貫校・大学」と人生の行程表を書くのです。レールを敷かれていた自分の幼い頃が重なり、目をそむけていました。

仕事に自信が持てないNさんは、出世競争でも同期入社の仲間たちから取り残されるばかりでした。そんなNさんが初めて痴漢行為に手を出したのが三五歳のときです。

朝のラッシュ時の電車内、片手に重いカバンを提げていたNさんがカバンを持ち替えようとしたとき、手が前に立っていた若い女性の脚に触れました。「すみません」と小声で謝りましたが、相手の女性は無言で前を向いたまま体をずらせました。長い髪がNさんの鼻先をかすめ、そのとき、ふっと彼の中に何かが蘇りました。

ヌード写真です。大学受験の勉強をしていた頃、母親の目を盗んでは参考書の表紙カバーで包んだポルノ雑誌をのぞき、自慰をしていたのです。とくに長い髪のモデルが気に入り、髪を乱しながら悶える姿に興奮していた記憶を思い出したわけです。

電車の揺れに乗じて女性の背後にぴたりとくっつき、手を尻に当て、髪の匂いをかいでいると、かつての興奮と快感が蘇ってきます。このときは、女性が次の駅で降りたのでそれだけで終わりましたが、これがNさんの性依存症の始まりでした。

それからというもの、髪の長い女性を見つけては痴漢行為をするようになりました。自宅のある最寄り駅では顔を覚えられる可能性があるため、乗り継ぎ駅のホームで相手を物色しました。女性の背後に密着し、尻に手を当てたまま目を閉じて呼吸を合わせていると、「痺れるような快感を覚えた」と言います。

そのうち行動が大胆になり、スカートの中に手を入れるようになりました。相手は一瞬ピクリとしますが、無視して手の動きを続けても抵抗されることはありませんでした。「この女は支配されることで興奮している。女とはそういうものだ」と思ったそうです。

初めて逮捕されたときは、すでに一〇回以上痴漢行為をしていました。警察官に行為を認め、罰金と示談金を払いましたが、会社にも奥さんにも知られることはありませんでした。それから半年後、今度は強制わいせつ罪でした。示談金を払い告訴は免れましたが、被害女性の家族が会社に通告、奥さんも知ることになったのです。ほとんどセックスレスだった奥さんは「出世できないうえ、こんないやらしいことをするなんて！」と激昂、母親は自慢の息子の所業にただただ呆然としていたそうです。

会社を停職処分となったNさんは、弁護士に付き添われ我々のクリニックへ訪れましたが、初診時に平然とこう言ったものです。

「罪悪感は全然ない。逆に、女に復讐した自分をほめてやりたいくらいです」

生まれ育った家庭と職場、さらに結婚して持った家庭、それぞれにストレスとなる問題を抱えていたNさんは、個人的要因から認知の歪みに至った典型例ともいえます。

一方、それほどの問題がないにもかかわらず、性依存行動に走る人もいます。そこには社会的要因というべきものが伺えます。

五〇歳以上の人ならどなたも覚えがあるでしょうが、かつては職場内で、男性社員が女性社員の体に触れることはごく日常的に行われていました。「よっ、お早う」と女性の肩に手をかけて挨拶したり、「今日のスカート、よく似合ってるな」と軽く尻を撫でたりし、女性のほうも「嫌ね」と笑って応じる。そんな光景がごく当たり前に見られたものです。現在、男性がそんなことをすると、たちまち「セクハラ行為」で訴えられてしまいます。

そういう社会風潮に、年配の男性たちが「尻を触っても減るもんじゃないし、窮屈な世の中になったもんだ」と嘆き合うのもよく耳にします。現在壮年期のサラリーマンも、「窮屈になる前」の光景を見ながら働いてきたわけです。「ちょっと触るくらいなら許される」という思いが頭の隅にあり、これが認知の歪みにつながることもあります。

さらに、建前のうえでは男女平等社会になっていますが、長く続いた男尊女卑の考え方は今も根強く残っています。たとえば「男のくせに女々しい」「女だてらに」などという言葉がごく日常的に使われますが、根底にあるのは「男は強く、女は弱い」という通念です。

草食系男子という流行語に隠れていますが、程度の差はあれ男性の本能として、女性に対する「支配欲・加害者性」が潜んでいるといえます。痴漢をしている相手が無抵抗だと、「痴漢なんてたいしたことじゃない」「相手を喜ばせてやっている」などという歪みが生まれてくるわけです。

性依存症によって破滅しないために

何度も言いますが、性依存症は心の病気です。依存行動を繰り返すにつれ、さらなる快感を求めて深みにはまってしまう病気です。たとえ痴漢行為で捕まっても、大方は迷惑防止条例で罰金を払えばすみます。いくら「痴漢は犯罪です」とポスターで警告しても、本人にとっては「迷惑」をかけたにすぎないという意識しかありません。

二度、三度と繰り返すごとにエスカレートし、遂には強制わいせつ罪の刑法罰を科せられます。しかし有罪判決を受け、服役してもなお、出所するとまた依存行動を起こしてしまいます。実に根深い心の病なのです。

その行動が周囲に及ぼす影響も、これまで見てきました。職を解雇され、離婚などによる家庭崩壊、親からの絶縁もあります。加害者本人にとっては自業自得ですが、巻き込まれた家族は、一生それを引きずって生きていかねばなりません。

また、被害女性に与える影響も大きなものがあります。前章の最後に取り上げた痴漢被害にあった女性の手記からもお分かりのように、心身ともに強いダメージを受けます。なかには、電車に乗るとパニックを起こし、数年間、電車に乗れなくなったという女性、また男性恐怖症になって家に引きこもりになったという女性もいます。

被害者の家族もまた、いやおうなく影響を受けます。加害男性を告発することで娘の被害が知られることに悩み続けます。昨年、性被害を受けた女性たちが声を上げた「ＭＥ　ＴＯＯ」運動がアメリカを中心に広まりました。しかし日本では、性犯罪に対する世間の目はまだまだ冷淡といわざるを得ません。加害者に対してはもちろん、被害者についても、性にまつわる恥と嫌悪の対象として目をそむける傾向があります。

そういう世間の目にさらされないよう、性的被害を受けても泣き寝入りする例が圧倒的に多いのです。泣き寝入りによって、性依存症の認知の歪みはさらに強固になり、依存行動はさらにエスカレートしていきます。

こんな負の連鎖を断ち切るために必要なことは、心の病気である性依存症を抱えた人たちを治療することしかありません。次の章では、その治療について述べていきます。

第4章　性依存症患者とその家族を救うために

性依存症患者には社会のエリートもいる

日本の社会階層を分類する視点として、これまで諸説がとなえられてきました。たとえば高度経済成長期には、背広にネクタイ姿の事務職社員と、作業服を着た工場労働者という意味の「ホワイトカラー」と「ブルーカラー」。高度経済成長が現実化した頃には「一億総中流社会」という言葉も飛び交いました。

日本が世界有数の経済大国になってから、「二・六・二」という階層分類が定説となってきました。上の「二」が高学歴で高収入、社会的地位もある層、下の「二」はそれとは逆の、かつてのブルーカラー、真ん中の「六」が普通の中産階級で、分かりやすく言えば「上流・中流・下流」となります。

その「二・六・二」のとらえ方が長く続いてきましたが、社会の格差化が進み、「一・六・三」になったとする説が出てきました。精神科医として社会を見てきた私の実感も後者のほうです。

なぜ、こんな話をするのかというと、依存症の患者さんは、全体的には「中流の下層・下流」に属する人たちが多いのですが、こと性依存症に関してはかなり異なるからです。

前章で性依存者の平均像として「高学歴で働き盛りの会社員」と指摘しました。実際、この本で取り上げた事例でも、ＩＴ会社のシステムエンジニア、銀行員、大手生保社員など、その平均像に当てはまりますが、私たちのクリニックへ訪れるのはそれだけでなく、前述の階層分類の「一」に該当する人たちもいるのです。

大学教師もいれば、医者もいます。さらに、驚かれるかもしれませんが、裁判官、弁護士、幹部警察官などの司法に携わる人たちもいます。いわばエリートと呼ばれる人たちが、痴漢などの依存行為にはまっているわけです。前にも言いましたが、性（愛）は人間の根源的テーマであり、職業や社会的地位を問わず、誰もが性依存症という心の病にかかる可能性があるのです。

性依存者に共通する特徴の一つとして「病識」がないことを先に述べました。自分が心の病気だという認識がない、これはエリートと呼ばれる人たちほど、その傾向が強いものです。

たとえば、駅や大型書店のエスカレーターでの盗撮行為で三度逮捕された私立大学准教授は、「自分の趣味でやっていただけで、病気なんかじゃない」と主張。電車内での痴漢行為で、やはり三度逮捕された医者は「衝動的にやってしまったが、私は断じて依存症ではない。医学のプロとして断言できる」と言い張ったものです。

二人とも罰金と示談金（ちなみに、その医者は一〇〇〇万円）を支払い、裁判沙汰は免れましたが、彼らにとって逮捕されたというのは屈辱であり、家族をはじめ周囲に与える影響も分かっているはずです。それでも依存行動をやめられず、何度も繰り返してしまう。それがまさに心の病気である証しですが、頑として認めようとしません。

本人が病気と自覚し、「治したい」と思うことで治療がスタートするのですが、その手前で止まるわけです。

そういう患者さんに「あなたは病気です」と決めつけてかかると反発され、治療に入ることができません。そこで初診では、じっくり話を聞きます。「どうして、そういう行為をしたのですか」と質問すると、「認知の歪み」そのもののような身勝手な言い分を口にしますが、こちらはまず、それをあるがままに受け入れ、話を聞くことに徹します。

そして、「あなたと同じような経験をした人たちがいます。一度、その人たちのグループミーティングに参加してみませんか?」と誘います。たいがい、「そんなミーティングなんか」と拒みますが、また逮捕されるのは嫌ですから、渋々ながらも出席を受け入れます。

のちほど触れますが、ＳＡＧと呼ぶその性依存者・性犯罪者対象のグループミーティングでは、痴漢、盗撮、のぞき、下着窃盗、小児性愛、露出などで逮捕された患者さんたちが、それぞれ自分の経験を語り合います。初めて依存行為をしたときのこと、そのときに感じた快感が忘れられず、二度三度と繰り返していき、しだいにはまっていったこと、行為中は相手女性の感情などまったく考えず、自分の快感と興奮だけを求めていたこと。

そんな体験を語る〝先輩〟たちを、前述した新入りの二人とも初めはバカにしたような表情で聞いていています。「こいつら、おかしいんじゃないか」とでも言いたげな表情です。しかし、逮捕されて裁判にかけられたこと、会社をクビになったこと、妻から離婚届を突きつけられたことなどに話が及ぶと、二人の表情に変化が現れてきます。自分の身に重ねて聞き始めたのです。

やがて、グループミーティングのメンバーたちは、クリニックのさまざまな治療プログラムに参加することで、自分の病気が自覚でき、治したいという気持ちになってきたこと、まだ自信はないが、回復へ向かって少しずつ進んでいる実感はあることなどを語ると、新入りの二人も身を乗り出して聞くようになります。

同じ心の病気を持つ人たちの率直な体験談は、聞く側も自分自身がそこに投影され、説得力を持って迫ってきます。医師の診断を認めようとしない患者さんも、ようやく自分の置かれている状況を認識し、こうして治療がスタートするのです。

依存症治療の基本はアルコール依存症

本題である性依存症治療の話の前に、ここでアルコール依存症の治療について、私自身の経験を交えてお話ししたいと思います。

先にも述べたように、「アルコール依存症治療は、すべての依存症治療の基本」となるものだからです。日本の依存症研究や治療は、アルコール依存症のそれとともに始まったといっても過言ではありません。新米の精神科医だった私も、その渦中にいました。臨床医として悩みながら、試行錯誤を繰り返してきて、その積み重ねのうえに、性依存症を含むすべての依存症に対応できる現在のクリニックがあるわけです

話は昭和四四（一九六九）年にさかのぼります。当時三四歳の私は、東京のある精神病院に副院長として招かれました。パート医として以前働いていたその病院は入院患者七〇〇人、職員三〇〇人を抱える大病院です。

患者さんの多くが、アル中と呼ばれていたアルコール依存症でした。アルコール中毒という呼称が正確ではないと前に指摘しましたが、当時の実感に沿って述べるために、ここではあえてアル中と表記します。

昭和三九年の東京オリンピックが高度経済成長の始まりで、日本人のアルコール消費量が飛躍的に増えたことは前述したとおりです。オリンピック開催が決まってから、都心をはじめいたるところで建設ラッシュが起き、また東京・大阪間の新幹線工事も始まり、好景気に日本中が沸きました。現場の労働者は仕事のあとにビールや酒をあおるように飲み、それを翌日の活力源にしていました。

しかしオリンピックのあと、なおも高度経済成長に沸き立つ熱気が続くなかから生み出されたのが、おびただしいアル中患者でした。活力源として飲んでいた酒から、仕事が減ったり無くなったりしたあとも離れられなくなった人たちです。

当時のアル中患者は、現在のアルコール依存症のそれとは異なり、幻覚妄想を見たり、手に負えない暴れ方をしたりしました。わめき、叫び、暴力をふるい、傷害事件や殺人事件を起こす例が相次ぎました。そんな状態を受け「アル中患者は精神病院に隔離せよ」という社会の要請が高まりました。こうして警察や福祉事務所、保健所から連行され、あるいは家族によって運び込まれた患者が病院に集まるようになったのです。彼らは病院でも妄想に駆られ暴れまくり、スタッフに暴行を加えたりしました。私自身も一度、果物ナイフで切りつけられそうになりました。

そんなアル中患者に対し、当時の精神病院の対応はどこもお粗末なものでした。治療法も確立しておらず、「アル中は一生治らない」というのが定説でしたから、とにかく酒を飲ませないように、鍵のかかる病室に閉じ込めるしか手立てがないというのが実情です。

まだ若かった私は、そんな状態のなかで何とか患者さんたちをアル中から治してみせると、自分に言い聞かせていました。

そこで、それまで分散していたアル中患者をまとめたアル中専門病棟をつくりました。治療法も、「絶対臥褥《がじょく》」で知られていた「森田療法」を取り入れたり、自分の行動や気持ちを日々綴る「日記寮法」、壁に向かって静かに目を閉じる「内観療法」などを試みたりしましたが、どれも効果がありませんでした。

そんな試行錯誤に行き詰まった私の目を見開かせてくれたのが、病院の外で行われていた「断酒会」です。それまでも「ＡＡ（アルコホリクス・アノニマス）」という断酒のための自助グループがアメリカなどにあることを知っていた私は、何か参考になるのではと思い、民間の断酒会に出席してみました。

アル中の一番の問題は、入院でいったん体から酒が抜けたとしても、退院するとすぐに飲んでしまうことです。一口でも飲めば、あとは際限がなくなってしまいます。つまり、断酒状態を継続することが何より大事なのです。その断酒会には、アルコール依存を経験した人たちが集まっていました。

「自分はなぜ酒に溺れてしまったのか」「アル中になって何を失ってしまったか」「自分は酒を前にいかに無力であるか」など、心の内にある苦悩や葛藤を告白し、仲間とともに断酒継続の誓いを立て、それぞれの生活に戻っていくのです。

出席者たちはみな真剣そのもので、大変な熱気でした。治療の参考になればと参加した私ですが、それどころではありません。ショックでした。なぜならその会には、以前私が「回復の見込みはない」とサジを投げてしまった患者さんが参加しており、しかもみごとに断酒を継続していたのです。依存症専門医としての自分を全否定されたようなものでした。

治療方針を大転換する

断酒会で受けたショックを契機に、私は病院での治療方針をがらりと変えました。まず、アル中専門病棟を、それまでの閉鎖型から外出自由の開放型に変えたのです。これにはスタッフ全員が猛反対でした。「アル中は隔離」というのが当時の常識ですから、それも無理からぬことですが、副院長の私は反対を押し切り決行しました。

開放型にしたヒントは、アメリカの禁酒法による影響です。法律で禁止したことで、かえって何倍ものアル中患者を生み出しました。人間の欲望を法律や規則で抑え込むことはできず、強行すれば逆効果になるという歴史の教訓です。

そこで私も「酒を飲むな」とは言わないようにしました。外出し、酔っ払って病院へ帰ってきた患者さんを見つけると、努めて穏やかな声でこう言います。

「ここは開放病棟だから、君はいつでも外出できる。外に出れば酒などいくらでも手に入るだろう？　だから、私たちに君を止めることはできない。飲みたければ、飲むがいい。君が本気で酒をやめようと思わないかぎり、この病気は治らないんだよ」

実際、外出するたびに酔って帰ってくる患者さんは大勢いました。以前であれば、そういう患者を保護室に押し込めていました。押し込められると幻覚妄想が出て、わめき暴れます。スタッフ総出で押さえつけ拘束するのが常でしたが、開放型にしてから私は、あえてそのまま放っておくようにしました。

これは一種の賭けですが、あるもくろみもあったのです。開放型にするのと同時に私は、病棟内に「患者自治会」をつくり、患者さんたち自身に自主管理と自主治療を任せました。

たとえば、Aさんが外出したあと、飲んで帰ってきます。〝役員〟の患者さんが「先生、Aさんが飲んで戻ってきたよ」と報告にきます。それまでであれば〝鬼の榎本〟が飛んでいき、「あれほど言ったのに、なぜ飲んできたかぁ！」と怒鳴り散らすところですが、新しい方針では、〝仏の榎本〟で対応です。

「そうですか。では、どうするか自治会で決めてください」と穏やかに優しく言います。すると、彼らは何時間でもＡさんを囲み説得するのです。同じ悩みを抱える者同士ですから、本人も素直に受け入れます。つまり、断酒会での方法を取り入れたわけです。

しばらくして、Ａさんが仲間に連れられてやってきます。

「先生、まことにすみませんでした。私を三日間、独房に入れてください」

などと言い、自ら独房に入っていくのです。それまでは職員が押し込めようとすると大暴れしていたのが、こうも変わってしまうのかと、私はびっくりしたものです。

開放病棟も患者自治会も、初めは不安でしたが、それまでこっそり酒を持ち込んでは横行していた院内飲酒も大幅に減りました。殺伐とした雰囲気も薄れ、ひとまずもくろみは成功したようです。

私はさらに病棟内の日課スケジュールも改良し、「作業療法」などのプログラムを作りました。これは院内の仕事を患者さんに任せることで、彼らが達成感や充実感を得られるようにするためのものです。医師や職員はあくまでサポート役に徹し、運用は患者さんたち自身に託しました。

あるとき、一人の患者さんがやってきて、私にこんな〝抗議〟をしました。

「この病院では、本来であれば医者や職員たちがすべきことを、全部患者にやらせています。

先生、あなたたちはサボっているのではないですか？」

彼が言うことはもっともでしたが、それが何よりの治療だったのです。こうしてアル中専門病棟での試みは、その後の私自身にとって大きな糧となりました。

〝恩師〟となる患者さんとの出会い

治療方針の転換はひとまず成功したものの、もちろん、それで終わりではありません。外科や内科であれば、負傷した箇所を手術したり、病巣を除去したりすることで患者さんは治癒しますが、依存症はそう簡単にはいきません。

晴れて退院しても、病院の外にはいくらでも酒があります。「手を出してはいけない」と思いつつも誘惑に抗えず、つい口にしてしまい、依存症に逆戻りです。これはアルコールに限らず、依存症というのはそれだけ根が深く、回復の困難な病気なのです。

そうした実情を、精神医療関係者は自虐的に「回転ドア」と呼んでいます。残念ながら私たち精神科医は、受け入れたアル中患者さんの酒への依存を完全に断ち切って退院させられるわけではありません。一歩病院を出れば酒はどこにでも、いくらでもあります。患者さんの酒との闘いは一生続くといっても過言ではないのです。

その患者さんの闘いを、私たち医療側も一生支えていかなければならないのですが、これは実に果てしなく、時には無力感や徒労感に打ちひしがれそうになります。そんな思いに落ち込んだとき、私には思い出しては自分を鼓舞してくれる患者さんがいました。

秋山林八さんは大正一二（一九二三）年生まれ。私が副院長に就任し、二年目に入院してきたのが最初の出会いです。当時四八歳の秋山さんは中堅企業の役員を務めており、二度目の入院でした。初めて会ったときのことは、今も鮮明に覚えています。まだ閉鎖病棟だった頃で、荷物を抱えた秋山さんはせん妄状態、体中を震わせながら鍵のかかった扉の前で「家に帰らせてくれ」と訴えていました。

前述したように当時はこれといった治療法もなく、精神科病棟に閉じ込めておくだけでした。禁断症状に苦しむ秋山さんは「先生、あなたは私から、命より大事な酒を取り上げる憎い医者、殺してやりたいくらいだ」と口にしていました。私のほうは、ただ「あなたのような社会的地位のある人が、アルコールで人生を破滅させてはいけません」と繰り返し言うしかありませんでした。

三ヵ月後、秋山さんは退院しましたが、その後も、飲酒の誘惑に駆られそうになると病院を訪ねてきました。「先生、酒を飲みたくて、飲みたくてしかたない。でも、先生に断酒を誓いましたから、退院後は一滴も飲んでいません。今度ばかりは必ず酒を断ちます」――そう話す秋山さんを励ましながらも、正直、私は半信半疑でした。同じ言葉を口にしながら、もとのもくあみ、回転ドアになる例をイヤというほど見てきたからです。

しかし、秋山さんは鋼のような意志で自分の言葉を守りました。奥さんも大の酒好きで、秋山さんの前でもかまわず飲んでいたそうですが、それでも自分は飲むまいと意志を貫き、実に三〇年間も私のところに通い続けたのです。

これだけでもすごいことですが、さらに秋山さんはアルコール依存症患者の自助グループ会長に就任、月二回の会合を三〇年間も休まずに主催されました。自助会では毎回、秋山さんの話があるのですが、その準備のために秋山さんは日記に几帳面な文章を書いていました。一文字一文字に「酒の誘惑に負けてなるものか」という気迫がみなぎっていました。

秋山さんは七九歳のとき食道がんで亡くなりましたが、その日記は約五〇〇タイトル、レポート用紙一〇〇〇ページにも及ぶ膨大なものになっており、有志の人たちが「秋つばき」という遺稿集（次ページ写真）としてまとめ刊行されました。

自助グループだけでなく、私が独立して榎本クリニックを創設してから、毎週二回訪れてきて、患者さんを前に話してくれました。食道がんで入院する直前まで、これらの活動を続けていたのです。もちろん、私の前で断酒を誓ってから三〇年間、一滴の酒も口にしていません。

医療界に「患者さんは最良の教科書」という格言があります。教科書を超えて秋山さんは、私にとって〝恩師〟ともいうべき存在になりました。

そんな秋山さんが三〇年間の断酒を達成したとき、私にしみじみとこう述懐したものでした。

「もう三〇年も飲んでいないので味なんてとうに忘れているのに、酒を前にすると未だに飲みたくてたまらなくなる。これは辛いですよ。でも、一口でも口をつけたらどうなるか分かっているから、絶対に手を出さないんです。私の体はヒビの入った陶器のように、もう元通りにはなりません。アルコール依存症が完治のない病気というのは本当で、回復はあっても治癒はない。唯一できるのは〝やめ続けること〟だけなんですね」

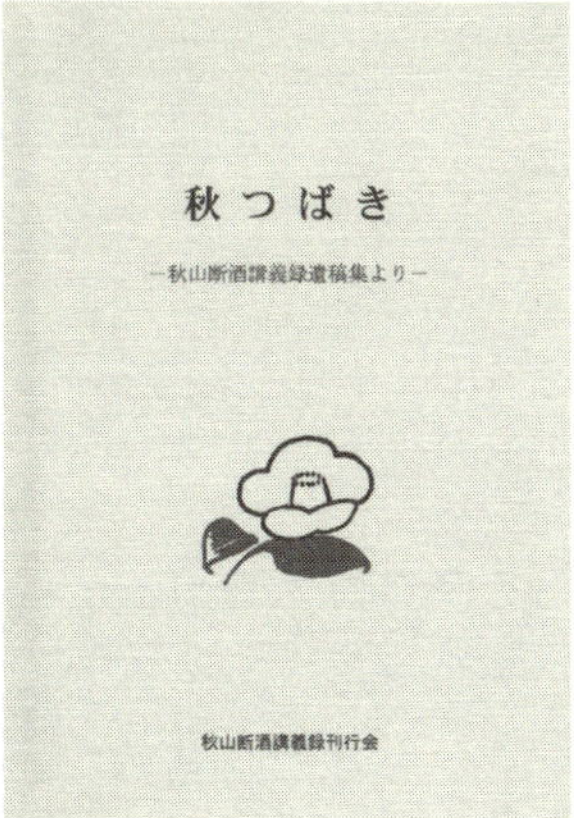

遺稿集「秋つばき」

完治しなくても希望＝回復は必ずある

三〇年間断酒を継続した末に秋山さんが語った言葉は、アルコール依存症治療の真実をみごとに言い当てています。

「完治のない病気」「回復はあっても治癒はない」——秋山さんの遺稿集の冒頭にも、こう書かれています。「この病の治療は始めがあって終わりがない」。

まさにその通りなのです。作家の故なだいなだ氏は、精神科医としてアルコール依存症に長年取り組んできた方です。そのなだ氏は「アル中には完全治癒というものはない」と明言しています。そのあとで、氏はこう続けています。「完治しなくても、患者が成長すれば、断酒を継続できる」。

これを体現したのが秋山さんです。なだ氏が「成長」と表現している部分を、秋山さんは「回復」と言っていますが、意味するところは同じです。人間的な「成長」が、酒をやめ続けるという「回復」をもたらすのです。

ここまで長々とアルコール依存症の話をしてきましたが、これは他の依存症治療すべてに当てはまるからです。もちろん、性依存症についても同様です。

心の病である性依存症は、内科の病気のように病巣を取り除けば治癒するというわけにはいきません。それどころか、レントゲンやCTなどどんな検査機器を使っても、病巣すら見つけることのできない病です。

患者さんの心に歪みが生じ、ふとしたきっかけから性的快感を覚え、さらなる快感を求めて依存行動を繰り返し、やめられなくなっているのです。そういう患者さんの心を、そっくり取り替えることはできません。その意味では完治のない病気です。

しかし、希望はあります。依存行動をやめ続けること、すなわち「回復」をめざすことです。そのためには依存対象から離れた環境で、根気よく治療を受けることしかありません。

当クリニックへ、もう五年近く通っている患者さんがいます。第１章の事例でも取り上げましたが、彼は路上で女性のハイヒールを盗るという行為で十数回逮捕され、八回も刑務所に服役しました。八回目の出所後にクリニックへ訪れたのですが、この五年間、問題行動はまったく起こしていません。その彼が、グループミーティングで語った印象的な言葉があります。

「ここでみなさんと一緒に治療を受けているときは、頭の中に衝動を感じることはあっても、行為はしません。でも、家へ帰って一人になると、イライラしたりします。そんなとき、自分は一生、執行猶予を科せられているんだ、そう思って落ち着かせ、また次の日、ここへ通ってきています。その繰り返しです」

正直な言葉だと思います。まだ揺れている自分を認めながら、何とか前へ進もうとする気持ちがよく表れています。彼はいわば「回復途上」です。先に紹介した秋山さんの言葉をもう一度引用します。

「回復はあっても治癒はない。唯一できるのは〝やめ続ける〟ことだけなんですね」

これを私は、こう言い換えて患者さんに話しています。

「治癒はなくても回復はあります。依存行動をやめ続けること、病気を再び発症させないことが回復です。それをめざして、根気よく治療を受けましょう」

性依存症はなぜ完治しないのか？

これから当クリニックで行っている性依存症治療について話していきますが、その前に強調しておきたいことがあります。繰り返しになりますが、心の病である性依存症に「完全治癒」はないということです。

分かりやすいように、別の病気を例に説明しましょう。

糖尿病や高血圧症については、どなたもよくご存知のことと思いますが、これらも根本的には「治らない」病気なのです。なぜかといえば、糖尿病も高血圧症も生活習慣病だからです。どちらも悪化すれば命にかかわる病気であり、そうならないために食事療法や運動療法が不可欠です。さらに投薬治療も必要となります。それらの治療によって病気の進行を抑えることができますが、体質的に病気が完治したわけではありません。治療をやめると、また悪化してしまいます。

心の病気である性依存症の治療も同じなのです。患者さん本人の心は体質と同じで、取り替えることができません。病気が再発しないようにするには、治療を続けるしかありません。前述したアルコール依存症患者だった秋山さんの「この病気の治療は、始めがあって終わりがない」という言葉どおりです。

また、性依存症が完治しない理由として、この病気が「パーソナリティ（性格）」に深く関わっていることがあげられます。前出のＷＨＯによる「ＩＣＤ－10」では、性依存症患者については「非社会性パーソナリティ障害」と合わせて考える必要があるとして、以下の六点にその特徴を見出す分析をしています。

①人を人として見ていない。他人の感情への冷淡な無関心。これは理系の人に多い。
②社会的な規範や規則に対する無責任や無視。依存行為を悪いと思っていないため、何回も繰り返す。
③持続的な人間関係を築くことができない。ことに男女関係における、女性に対する人間関係障害である。
④フラストレーションやストレスに弱い。攻撃性を発散する。耐えることが困難。
⑤罪悪感をもつことができない。刑罰を与えても、それが抑止力にならない。
⑥自分は悪くない・他人が悪い。他罰的で社会と衝突して、すべてを他人のせいにし自分を正当化する。

こういうパーソナリティを持っているのが性依存者なのです。非社会性というより「反社会性パーソナリティ障害」と呼んだほうがふさわしいかもしれません。そんなパーソナリティでありながら、現実の彼らは高学歴の会社員であったり、社会的にエリートと呼ばれる人たちだったりするのです。

人の性格をそっくり取り替えることは不可能ですから、その意味でも性依存症の完全治癒はないといえます。しかし、私たち精神医療に携わる側として、そこでサジを投げてしまうわけにはいきません。本質的な性格は変えられなくとも、常に潜在している性衝動を抑え込み、発症しない状態を持続すること、それを目標に治療していく必要があります。

そうした観点から長年、臨床研究に取り組み、私たちはさまざまな治療プログラムを創り上げました。以下、それについて述べていきます。

集中プログラム「デイナイトケア」による集団精神療法

初診時に、患者さんごとの「リスクアセスメント」（危険度評価）を行いますが、危険度の高低にかかわらず「最低三年間」の治療を基本としています。とくに最初の半年間は、集中的

［表4－①］
榎本クリニックで実施しているデイナイトケアのスケジュール

	月	火	水	木	金	土
10:30〜12:00	SAGミーティング	教育プログラム	事例検討	ディスカッション	SAGミーティング	運営ミーティング
12:00〜13:00	食事プログラム	食事プログラム	食事プログラム	食事プログラム	食事プログラム	食事プログラム
13:50〜15:00	芸術行動療法	ピアカウンセリング	芸術行動療法	ロングウォーク作業療法	S-CBT（認知行動療法）	芸術行動療法
17:00〜18:00	自分史（0〜10歳）	朗読会	クッキング	映画鑑賞	アサーション訓練	メンバーミーティング
18:00〜19:00	食事プログラム	食事プログラム	食事プログラム	食事プログラム	食事プログラム	食事プログラム

にクリニックへ通ってもらうようにします。というのも、患者さんたちは逮捕されたり、出所したりして間もない時期ですので、精神的に追い詰められ、孤立しています。そういう状態から脱するには、同じ心の病を抱える〝仲間〟が必要なのです。

集中的に通うプログラムは「デイナイトケア」です。朝九時に来所、**表4－①**にあるように、月曜から土曜までの一〇時半から夜七時まで、無料の昼食・夕食の時間をとりながら丸一日かけて行います。

プログラムの内容としては、自分自身を振り返り、内省を深める「自分史」をはじめ、「性依存症と治療」、「性依存症と家族」などを学ぶ「教育プログラム」、性依存症について書かれた本や被害者が書いた手記などを読み、その内容について考える「ミーティング」、認知行動療法について学ぶ「S-CBT」などがあります。これらを通して患者さんは、自分自身と、自身が陥った性依存症について掘り下げ、内省を重ねます。

この集中プログラムの最大の狙いは、同じ依存症を抱える仲間たちと出会うことです。たとえば、ある性犯罪事件の事例をもとに自分自身の問題と照らし合わせながら性衝動のリスクや、その対処法（コーピング）について考える「事例検討」、また各種テーマについて話し合う「メンバーミーティング」などがあります。他の人の意見を聞き、相手の視点に立って物事を考える訓練になります。これをより深めたものが、表中にある「SAGミーティング」ですが、それについては後述します。

これらのプログラムで大事な点は仲間がいることであり、「集団精神療法」とも呼びます。その集団療法の延長として「クッキング」や「映画鑑賞」「ロングウォーク」などがあります。一見、レクリエーションのように思われるかもしれませんが、グループのメンバーとともに料理を完成させていくことで、人と協力し合うことへの気づきが生まれます。

当クリニックを初めて訪れた方は、院内から流れてくる太鼓の音に驚かれます。これは「芸術行動療法」の一つとして取り入れている和太鼓の音です。他にもよさこいソーラン、フラダンス、ボクシング、空手、ヨガ、フットサルなどがあり、患者さんは自分が楽しんで参加できるものを選びます。もちろん遊びではなく、こうした活動を通して、強いストレスやマイナスの感情に見舞われたときの対処法（コーピング）の選択肢を増やすわけです。

これらのプログラムで最も重要なことは「継続」です。仲間と出会い、少しずつでも成長していくという点では、学校に似ています。作業療法や芸術行動療法には、医師やスタッフも顔を出し、患者さんたちと会話を交わしたりします。部活のある学校のようですが、あくまで治療の一環であり、プログラム中は常に緊張感が漂っています。この半年間をドロップアウトせず、続けることが回復への第一歩となるのです。

再発（再犯）防止のためのより深化した治療プログラム

一定期間の集中プログラムが終わる頃には、就職活動をしたり仕事に就いたりする患者さんが出てきます。その場合は週三回、午後七時から始まる夜間プログラムに切り替えます。それが二〇〇六年五月、当クリニックで立ち上げた性犯罪と性依存症を対象にしたグループ治療「SAG（Sexual Addiction Group-meeting、以下SAGと表記）」です。

その具体的な治療スケジュールをまとめた次ページの**表4－②**をご覧ください。専門用語が多く出ていますが、できるだけ分かりやすく説明していきます。

[表4－②]　榎本クリニックで実施している夜間プログラム

	火	木	金
第１週	リスクマネジメントプラン（1カ月に1回更新）	リラップスプリベンションセッション	グループミーティング
第２週	SCAメッセージ	リラップスプリベンションセッション（前回の宿題のフォロー）	グループミーティング
第３週	「刑務所からの手紙」プログラム	リラップスプリベンションセッション	グループミーティング
第４週	グッドライフセッション	リラップスプリベンションセッション（前回の宿題のフォロー）	グループミーティング

性犯罪および性依存症に特化した専門治療は、ほとんど認知行動療法に基づいて行われます。認知行動療法とは、最も再発防止に効果的と言われている心理療法のひとつです。先に列挙した患者さんの数々の認知の歪みを修正し、適切な物事の受け取り方や考え方を身につけ、再発防止のためのトレーニングを行うというものです。

その中で私たちが重視しているのが「リスクマネジメントプラン」、つまり「再発防止計画」です。これは患者さん自身が自分の再発リスクを管理するために、月に一度、当クリニックで作成した専用シートに書き出していきます。そのシートの中には「グッドライフ・プラン」として、「なりたい自分」、すなわち治療を受けるなかで出てきた目標と、それにアプローチするための具体的方法を掲げます。

そのアプローチの具体的な療法として「リラップスプリベンション」と「ＳＣＡ（Sexual Compulsives Anonymous）」があります。

前者は、性依存症についてのメカニズムを理解し、どのように対処していけばやめ続けることができるのかを学習するものです。後者のＳＣＡは、性依存症自助グループで回復を続けている仲間（先輩）が語る体験談をもとに、回復のイメージを構築していきます。

また、「コーピングスキル・トレーニング」は、二〇一三年より当院で新たにスタートしたプログラムであり、刑務所などの矯正施設が認知行動療法に絞っているのに比べ、地域での具体的な再発（再犯）防止プログラムとして最も重要なものといえます。

コーピングとは前述したように、ストレスやマイナス感情から性衝動に走らないようにするための対処法です。具体例をあげましょう。

たとえば満員電車内での痴漢行為を繰り返した患者さんには、電車をやめて自転車で通ってもらう。やむを得ず電車に乗る場合は、ラッシュ時を避ける。それでも人身事故などで電車が満員になる場合があります。この場合、「自分で満員電車を選んだわけではない」と言い訳をしがちですが、そういう正当化をせず、痴漢しにくい車内の場所を選び、つぎの駅で強制的に下車する。また手首に輪ゴムを巻いておき、性衝動に駆られそうになると輪ゴムをはじき、自分に気づかせる。

これはほんの一例ですが、こうしたさまざまなコーピングスキルを具体的に習得して再発（再犯）防止につなげていくわけです。

これら一連のプログラムのなかで、極めて重要度の高いのが「グループミーティング」です。これは接触型（強姦や強制わいせつ、痴漢など）と、非接触型（盗撮、下着窃盗など）とに分かれて話し合うこともあります。同じ問題を抱える仲間を前に、正直に自己を開示し気持ちを語る場で、毎回テーマを変えて行います。

このグループミーティングは、ただ話すだけ・ただ聞くだけ（言いっ放し・聞きっ放し）ということを原則とした自己開示の場です。他人を非難したり、口論したりすることはありません。つまり、ただ話すだけ、ただ聞くだけを繰り返し、その繰り返しによって自分の行為に気づき、反省し、悟っていくことを促しているのです。

SAGプログラムの三本柱

ここまで、SAGプログラムについて大まかに説明してきました。このプログラムには三本の柱となるものがあります。

その第一の柱が、先ほど述べた再発防止（リラップスプリベンション）です。性依存症はしばしば性犯罪にいたりますから、再発（再犯）しないことは、被害者にとってはもちろん、被害者の家族にとって、社会にとって、そして加害者である患者にとって最優先課題です。したがって、当クリニックの治療プログラムでも、この点に最も工夫と時間とエネルギーを注いでいます。

プログラムの二本目の柱は、適切な薬物療法です。カナダ、フランスをはじめとする性犯罪対策の先進国では、薬物療法を受けることが義務づけられており、出所後もきちんと服用していないことが分かれば刑務所に再収監されます。

日本では薬物療法は義務づけられていませんので、当院でも必ず患者さんの同意のもとに処方しています。具体的には、抗うつ剤の一種（ＳＳＲＩ〈選択的セロトニン再取り組み阻害薬〉）を用います。これは一般的にうつ病のほか、パニック障害や強迫神経症と診断された人たちに処方される薬です。

この薬の副作用のひとつに、性欲抑制と勃起不全があります。通常なら困りますが、再犯防止をめざす性依存症の治療にこの薬を取り入れる理由は、その副作用にあります。副作用を逆手にとっているわけです。支配欲や征服欲が性的欲求と結びついて加害行為にいたるのであれば、薬理作用を使って〝性的欲求が抑制されている状態〟を人工的に作り出すという考え方です。

患者さんによっては抗精神病薬を処方することもあります。こちらは効き目がさらに強力で、服用し続けると四〜六割が性欲抑制と勃起不全になるという報告もあります。飲み始めは吐き気などの強い副作用が出ることもあり、また、動作が緩慢になり、自分が自分でないような不安にさいなまれることもあるようです。

慣れるまでは苦行ともいえる薬ですが、「再犯防止のために」と副作用を覚悟のうえで服用を決める人や、薬物の力を借り自らの性的欲求を手放そうという患者さんもいます。

いずれにせよ、薬物療法は患者さん全員に行うわけではなく、強制的に服用させることもできませんが、私たちから提案することはあります。これによって性欲や性衝動に振り回されなくなり、プログラムに集中できている患者さんがいることをアナウンスし、最終的な判断は本人に委ねます。

三本目の柱は、「性加害行為に責任をとる」ということです。欧米では、一人の性犯罪者の背景に六〇人の被害女性（児童）がいると分析されています。日本特有の性犯罪である痴漢の場合、被害女性はほとんど泣き寝入りしますから、その数ははるかに多くなります。したがって、「性加害行為に責任をとる」というこのプログラムは、社会的にも重要度が高いといえます。

性加害者に共通する特徴として、「罪悪感を持っていない」ことは前述したとおりですが、実際、彼らは一様に「行為を悪いことだとは思っていません」と口にします。無責任そのものであり、警察や裁判所で厳しく追及され、「申し訳ありませんでした」と謝罪していても、それはうわべだけですから、何度も加害行為を繰り返してしまうのです。

つまり、性依存症という心の病気にかかっているため、セルフコントロールができず、したがって責任感もないのです。「責任をとる」というのは、口にするのは簡単です。具体的に行動していくとなると難しいものです。そこでクリニックでは、とくに次の点を通して自らの責任について考えます。

■再発防止責任

ＳＡＧプログラムの一本目の柱にあげた「再発防止」は、主にスキルについての防止策を指しています。それに対し、ここでの「再発防止責任」は、「すべての加害者には、再発防止のためにあらゆる努力をすることが必要」という考え方です。

その方法としては「治療を投げ出すことなく継続する」「薬物療法を実施する」「性衝動が起きそうな場面を避ける（君子危うきに近寄らず）」ことなど、さまざまです。三本の柱はそれぞれ独立しているように見えますが、互いに補い連動しているものなのです。

■正直に話す

自分がやったことを、ミーティングで正直に話します。治療スタッフや同じ問題を抱えた仲間を前に正直に話すことによって、しだいに再犯しなくなっていくのです。過去の加害行為だけでなく、リスクマネジメントプランを破ったりしたことも正直に話します。

正直に話すことは、今後の問題行動のストッパーになります。

しかし、加害の記憶を語るにしても被害者の存在を無視したり、自分の都合のいいように歪めて話をしたりといったことを日常的に行っているのが性依存症患者です。正確に、詳細に、そして正直に話すということは、彼らにとって実に難しいのです。

繰り返し正直に話し、また仲間の体験談を聞くことで、再発防止の本当の意味に気づくのです。

依存症患者の家族はどこに相談すればいい?

ここまで性依存症患者さん本人の治療について述べてきました。性依存症に限らず、すべての依存症は、家族をはじめ周囲に多大な影響を及ぼすものです。

依存症の人は、いろいろなトラブルを家庭内外で起こします。家族は、どこからどう対応すれば解決の糸口が見つかるのか、毎日悶々と悩み、困り果ててしまいます。八方ふさがりで、孤立した気持ちになるものです。

そういう場合、家族がすべて背負い込むと、よけい事態が悪化するばかりです。専門医のいる病院やクリニックに相談するのが一番ですが、前述したように、現在の日本には依存症専門医が非常に少ないのが実情です。

それでも東京などの都会では、すべての依存症に対応する私たち榎本クリニックをはじめ、アルコール依存症、薬物依存症、ギャンブル依存症、摂食障害をそれぞれ専門にする少数の医療機関や自助グループがあります。地方に住んでいる方の場合、近くにある市町村の「保健センター」「保健所」、都道府県の「精神保健福祉センター」などの公的な機関に相談するのもよいでしょう。保健センターは、さまざまな保健相談を受け、指導も行っています。また保健所には医師や保健師などがいて、相談を受けています。

都道府県と政令指定都市に設けられている「精神保健福祉センター」「こころの保健（相談）センター」は、地域の精神保健に関する中心的な存在で、精神科医をはじめ、臨床心理士、精神保健福祉士などがいて、さまざまな心の病気の相談・指導を行っています。これらの機関では豊富な情報を持っていますので、関係する専門病院やクリニックを紹介してもらうこともできます。

いずれにしても、家庭に依存症の人がいる場合、抱え込ますに相談しに行くことが大事です。依存症の本人は、そういう医療機関に行くことを嫌がりますので、まず家族の方だけでも相談に行ってみることです。医療機関や自助グループによっては「家族教室」を設けているところもあります。家族教室では、他の家族の体験談を聞けるので、「悩んでいるのは自分だけではない」と共感でき、味方を得たような気持ちになって孤立感がやわらぎ、ほっとします。

また、自分の経験を話すことで、胸の中のモヤモヤを吐き出すことができて心が軽くなります。悩みを受け止めてもらい、共感してもらうだけで、肩の力が抜け、癒され、落ち着きにつながるのです。

日本初の性加害者家族支援グループ

いま公的医療機関の「家族教室」について触れましたが、アルコールやギャンブルなど、よく知られた依存症については参加しやすいのですが、性依存症に関してはそういかないようです。性依存症患者の家族と分かっただけで避けられる例もあると聞いています。

「恥の文化」を持つ日本では、性に関わることは「恥ずかしい、汚らわしい」ととらえる考え方が今も根強く残っています。まして性依存症は痴漢をはじめとして性犯罪につながることが多いですから、犯罪者の家族として白眼視されるわけです。

これでは、家族の行き場がありません。夫や子供が性犯罪を行った場合、本人は逮捕されたり裁判にかけられたりし、社会の裁きを受けます。しかし家族は、自分は何もしていないにもかかわらず、加害者の身内として世間から後ろ指をさされます。いわば〝加害者にして被害者〟のような立場に立たされてしまうのです。

欧米では加害者家族の責任を追及することはありませんが、日本では加害者とその家族が同一視される傾向が強いのです。加害者家族は責められる対象ではなく、逆に支援が必要な人たちなのです。

そこで榎本クリニックでは二〇〇八年、日本で初めて性犯罪の問題に特化した加害者家族支援グループＳＦＧ（Sexual Addiction Family Group-meeting。以下、ＳＦＧと表記）をスタートさせました。当初は、加害者の妻・母親・父親が一緒のグループでしたが、性犯罪の受け止め方には性差があり、対応のしかたも異なるため、その後グループ分けをし、現在では「妻の会」、「母親の会」、「父親の会」として別個に活動を行っています。それぞれの会に、精神科医一名、看護師二名、精神保健福祉士三名が立ち合い、サポートしていきます。

ＳＦＧの目標は、単に性依存者（性犯罪者）の家族を精神的にサポートするだけではありません。依存者本人の治療のためには、日常生活をともにする家族の対応が極めて大きく影響します。家族が治療に協力することが必要なのですが、先ほど述べたように〝加害者にして被害者〟のような立場にある家族にとっては、それどころではないのです。

夫（息子）の性犯罪を知ったときから、家族の人々は心の揺れ動きに振り回されます。どういう心の過程をたどるかというと、実は「死にゆく人の心の過程」と同じなのです。分かりやすいように、がんを例にとります。

子供のいる中年女性が検診を受け、がんらしきものが見つかったとします。これといった自覚症状もなかったにもかかわらず、精密検査によってステージの進んだがんと判明、それを医師から伝えられます。

このとき、本人はどう思うでしょうか。よく言われるように「頭が真っ白な状態」になります。がんは死に結びつきますから想像もしなかった自分の死を突きつけられ、パニックに陥ります。「どうしよう、どうしよう」と思うばかりで、何をどうしていいか分かりません。いわば、「混乱」の過程です。

その混乱を過ぎると、「どうして自分ががんになってしまったのか」「何がいけなかったのか」「私が死んだら子供はどうなるのか」などという「葛藤」や「不安」の感情に支配されます。答えの出ない自問を繰り返しているうち、今度は精神的に落ち込んでいきます。「うつ病」のような状態になるのです。

そこが最も苦しい時期ですが、そうした過程を経て、病気を「理解」する段階に入っていきます。これは病気を認め受け入れる「受容」とも言い換えることができます。「私はがんという病気なのだ。病気なのだから治療を受けなくてはいけない。治るように全力を尽くすしかない」という心の持ちように変化していくのです。

がん患者さんがたどるこの心の過程が、性依存症患者（性犯罪者）の家族にもそっくり当てはまります。

性依存症患者家族のたどる〝心の過程〟

先ほど述べたように、当クリニックでは日本で初めての性依存症患者（性犯罪者）家族の会を立ち上げ、「妻の会」「母親の会」「父親の会」の三つに分けて活動しています。それぞれに参加する家族の人たちを見ていると、程度の差はあってもみなさん一様に、がん患者さんと同じような心の過程をたどっていきます。

性依存が痴漢や強制わいせつなど犯罪化した場合、家族は警察からの連絡によってそれを知ることになります。いつもの朝、いつものようにカバンをかかえて出勤した夫（息子）が、

「電車内で痴漢行為をしたので逮捕しました」と聞かされると、まさに青天の霹靂です。「まさか自分の夫がそんなことを……」「うちの息子に限ってそんなことは……」――そう思って絶句してしまうのが通常です。

家族にとっては、逮捕の知らせを聞いた瞬間から時間が止まってしまい、何をどうしていいか分からなくなります。先ほどのがん患者ががんを宣告され、混乱してしまうのと同じです。

この時期は、夫（息子）の行為が性依存症という心の病気によるものだという認識はありませんから、病院やクリニックへ訪れることはあまりありません。弁護士に勧められて訪れた場合も、何も話せず、話せる人でも涙を流しながら蚊の鳴くような声しか出せません。身なりも構わず、疲れ切った姿でミーティングルームの片隅に座っています。まさに混乱の渦中にいる状態です。

その混乱が少しおさまってきたとき、妻によっては「性犯罪という恥ずべき行為」をした夫との離婚を選ぶ人もいますが、そういう例は案外少ないのです。子供がいる場合、とくにそうです。離婚しない要因として、加害者が家族にとってよき夫、よき父であることが多いという点があげられます。「痴漢をしなければ、いい夫」というのは、妻の会に参加している人の口から聞かれる最も多いセリフです。「高学歴で働き盛りの会社員」の平均像そのままに真面目な仕事人間、休日には家庭サービスに励むよき家庭人として夫を見ていたわけです。

そういう夫を「何とかしてあげたい」という気持ちや、離婚したあと、子供をどうやって育てていけばいいのかという経済的な問題もあり、離婚を避けるわけです。しかし、この場合、よき夫の性犯罪による衝撃は逆に大きいものがあります。

妻の会で聞いていると、その衝撃がよく伝わってきます。ほとんどの人が「朝起きて、夜寝るまで不安な毎日」と言います。初犯の場合、たいていは被害者との示談ですみ、夫は事件以前と同じように出勤します。家にいる妻はその間、「電話が鳴るたびに、また警察からではないかとドキドキする」「仕事からの帰りがいつもより少しでも遅いと、また事件を起こしたのではないかと疑ってしまう」のです。

これが「葛藤」の時期です。夫の再犯への不安や疑いとの背中合わせの日々、同時に、「妻としての自分がいたらなかったせいではないか」と自分自身を責めたりします。母親の場合は、「自分の育て方が悪かったから、息子がこうなったのではないか」と、やはり自分を責めます。

この葛藤の時期のあと、「落ち込み」の過程がきます。妻も母親も、抑うつや不眠、食欲不振など心身の状態を崩しがちです。妻の場合、それまで仲のよかった友人たちとの交友関係も狭まり、母親も隣近所とのつきあいから逃れ、家にひきこもったりします。なかには、睡眠薬を大量に服用したりする例もあり、落ち込んだこの時期が、家族にとっては一番苦しく辛い過程といえるかもしれません。

そんな苦しく辛い過程から救い出してあげることが、ＳＦＧ家族会の使命です。妻の会も母親の会も、彼女たちにとっては唯一の居場所です。いままで誰にも話せなかったことを、ここなら話すことができます。聞いてくれるのは、同じ経験をした人たちですから、責められることもありません。そうした中で心のうちをすべて話して受け止めてもらい、また仲間の体験談を繰り返し聞きます。さらに医師をはじめ医療スタッフからの説明を聞き、初めて彼女たちは「理解」し、「受容」するのです。

「夫（息子）の犯した行為は、誰のせいでもない。これは性依存症という心の病気」

この説明を聞いたとき、ある妻は「夫の逮捕以来、ずっと霧のかかったような風景の中をさまよっていましたが、そこに一筋の光が射してきた感じ」と語りました。また、ある母親は「私の育て方が悪かったせいではなく、心の病気によるものと分かり、何としても治してやりたいと思いました」と話しました。

性依存症という心の病。病気なら治療が必要という気づきです。依存者本人がさまざまなプログラムのなかで、初めて自分が心の病気であるという認識を持つのと同じように、家族も気づくわけです。それに気づいて、夫（息子）の治療に協力しよう、手助けしてあげたいと心を決めたとき、家族としての役割をはっきりと自覚するのです。

ここまで父親について触れませんでした。自分の仕事優先で生きてきた父親は、息子の性犯罪を知っても、どういう態度を取っていいのか分からないのが通常です。妻に対し「お前の育て方が悪かったからだ」と非難し、息子には「真剣に仕事をしていれば、あんなことはやらないはずだ」などと言い、事態から目をそらせようとします。

「父親の会」に出席しても、何を話していいのかとまどうばかりです。しかし、息子が心の病気と分かり、妻や嫁がその治療に協力しようという姿勢になったとき、父親も自分なりに力を貸してやりたいという気持ちに変わってきます。

こうして家族がそれぞれ、自分の果たすべき役割を自覚するわけです。それは言い換えれば、家族のあるべき姿を模索することでもあるのです。

家族のあるべき姿を求めて

さまざまな心の過程を経て、家族の人たちは夫（息子）が性依存症という心の病気をかかえていることを理解します。そして、その治療に向けできる限りの手助けをしようという気持ちになります。

ここまでたどり着いた家族の方たちは、自分の果たすべき目標ができたせいか、初めて家族会に訪れたときとは別人のように生気を取り戻しているものです。そんなご家族を前に、私はまずこう話します。

「性依存症という心の病気には、残念ながら完全治癒というゴールはありません。分かりやすくいえば、治らない病気なのです」

これを聞いた家族は、一様に落胆の表情を見せます。私はさらにこう話を続けます。

「完全治癒はなくとも、大事なことは病気を再発させないこと、再発しない状態を継続させることなのです。そういう状態を、私たちは『回復』と呼んでいます。病気からの回復といえば治癒と思いがちですが、そうではなく再発しない、もっと厳密にいえば、潜在している症状を抑え込んでいる状態のことです。これをきちんと理解したうえで、患者さんの再発防止に協力してあげてください」

回復の象徴例として、前述したアルコール依存症の秋山さんの例をお話しします。重度のアル中患者だった秋山さんが三〇年間も治療に通い続け、その間一滴の酒も口にしなかったことを語ると、みなさんは驚きます。ある人が「その方はよほど意志の強い人だったと思いますが、そんなにうまくいくものでしょうか?」と質問されました。そこで私は、別のアルコール依存症患者と、その奥さんの話をしました。

患者さんは三〇代前半の人で、奥さんとの間にはまだ幼い子供がいます。アルコール依存症治療のため何度か入院しましたが、退院すると我慢できずに飲んでしまうという繰り返しでした。奥さんが断酒会のことを知り、ご主人に「一緒に行ってみない？」と誘ったものの、「そんな所なんか行くか！」とにべもありません。しかたなく奥さんだけが断酒会に参加、その後も誘いましたが、「うるさい！」の一言、毎月一回の例会に奥さん一人で欠かさず通っていました。

そんな状態が二年余り続いた頃です。断酒会の日に子供が風邪をひいて発熱してしまいました。それでも奥さんは、子供をおんぶして断酒会に行こうと支度していました。するとご主人が、「お前は家で子供の面倒を見ていろ。断酒会は俺が行く」――ボソリとそう言い、一人で出かけました。そしてそれ以降、ご主人は毎月断酒会に出席、アルコールを口にしないばかりか断酒会の役員まで務めるようになったのです。

この話を聞いていた家族会の人たちは、しきりにうなずいておられました。家族として、そういう協力の仕方もあるのかと納得されたようです。

いまあげたのは、ほんの一例にすぎません。依存症患者さんに対する家族の協力のあり方はさまざまです。依存する対象の違いによっても、対応の方法は当然変わってきますが、共通する基本は、依存症患者さんを何とかして〝回復〟させてやりたいという気持ちを持ち続けることです。

患者さん本人にとって、治療は自分の中の過去の依存行為（性犯罪）と向き合うことですから、決して楽なことではありません。半年、一年とクリニックへ通ううち、「俺はもう治った」と勝手に決め込み、通院をやめる例も少なからずあります。そうして治療から脱落した場合、一年か二年のうちに、また同じ依存行為に走ってしまうのが常です。

あるお母さんは、息子がクリニック通院をやめたあとも、自分は母親の会に通い続けていました。七〇代半ばの高齢でしたが、息子に対して「治療を続けなさい」と命じることもなく、老身に鞭打って一人で黙々と通うのです。その姿を見ていた息子さんは、やがてまたクリニックでの治療を再開しました。

母親の場合、わが子に対する当事者意識が強いため、そういう継続ができたのですが、妻の場合はどうでしょうか。ことに性依存症は性（愛）に関わる問題ですから、夫婦のありようが一番の鍵となります。

日本の夫婦の問題で特徴的なことは「セックスレス」です。この本の第3章で、主要な世界各国の夫婦間におけるセックス頻度を比較したグラフを紹介しましたが、日本は一番少ないという結果が出ています。

なぜ日本人夫婦がセックスレスになったのかという点については、いろいろな要因が言われています。妻が外へ仕事に出るという共働き家庭が増えたこと、子供ができてからはセックスパートナーとして相手を見なくなること、また欧米にくらべ狭い家屋構造などが要因にあげられています。

私が考えるのは、文化的な側面です。前にも述べたように、欧米人は男女間の挨拶でハグしたり、頬にキスをしたりすることが当たり前になっていますが、日本では相手に触れないことが礼儀とされています。また欧米の夫婦は、電話で会話をするときにも必ず「愛している」「私も」と言い交わすのが常です。日本人夫婦にはまずありえないでしょう。

日本では伝統的な男女のありようとしてそれが長く続いてきましたが、戦後になって男女平等がうたわれ、アメリカをはじめとした外国の文化や風習、価値観が入り込んできました。現代の日本の若いカップルなどは、人前で手をつないだり、体をくっつけ合ったりすることも平気になっています。

しかし一方では、伝統的な考え方も根強く残っており、性（愛）に関することを「隠すべきタブー」ととらえる傾向がいまだにあります。伝統的な文化と新しい文化が入り混じった混乱状態、過渡期にあるといってもいいのが現代日本社会ではないでしょうか。

そういう社会が背景にあるうえ、日本の男性は「草食系」と呼ばれるように「優しくなった」と言われます。しかし、本当にそうなのか疑問です。「優しくなった」のではなく、「弱くなった」というほうが実態に近いような気がします。

夫婦間のセックスにしても、かつては「夫が求めれば妻はそれに応じる」という考え方が普通でしたが、共働きの妻に「疲れているから」と拒まれると、夫は引き下がってしまいます。優しいのではなく弱くなったのであり、結果として夫にはそれがストレスとして溜まり、見知らぬ他者への衝動的な性依存行為につながる原因のひとつにもなっていると思われます。私が性依存症を「現代病」と呼ぶゆえんもそこにあります。

そういう性依存症の夫に対し、妻はどう協力していけばいいのでしょうか。一番簡単なことは、夫婦間の営みの機会を増やすことです。私は「妻の会」で「ご主人ともっとセックスをしなさい」とアドバイスすることがありますが、あるご主人が述懐したものです。「先生がそう言ってくれたおかげで、もう何年振りかで家内とセックスしました。変な言い方ですが、家内は女だということを改めて認識しました」。

誤解していただきたくないのですが、私は奥さんに「セックスの奉仕をしなさい」と言っているわけではありません。「夫の病気治療のために自分を犠牲にしなくては」という義務的な考えからセックスをしても、あまり意味がないのです。必要なのは、夫婦の原点に戻ることです。どの夫婦も男と女として出会い、愛し合って結婚したのですから、そこに立ち戻ることです。

私が今も印象に残っている一枚の写真があります。アメリカのレーガン元大統領が夫人と一緒に互いに水着姿で手をつなぎ、ビーチを散歩している写真です。二人ともかなりの高齢でしたが、実に仲睦まじい笑顔を見せていました。日本人なら、まずあり得ないことです。水着姿の老夫婦が手をつないで歩く、そんな姿を見せるのはみっともないというのが、大方の感想でしょう。

私はそうは思いませんでした。二人の姿は美しく、夫婦とはこうあるべきものだという思いで、しばらくその写真に見入ったものでした。

欧米では、年取った夫婦でも毎晩同じベッドに寝るのが当たり前になっています。別にセックスしなくてもいいのです。そっと肩を抱いたり、手を握ったり、互いに寄り添うことが大事なのです。

性依存症の夫に対する妻のあり方にも同じことがいえます。夫を散歩に誘い、何気なく夫の手を握ってみてください。日本の男性は人目を気にして手を離したりするかもしれませんが、人気がない所へ来れば、またそっと手に触れてみることです。先ほど拒んだ夫も、今度は握り返してくるかもしれません。

また、たとえば奥さんがヘアースタイルを変えたとします。ご主人に気づいてほしいのですが、彼は何も言わずにあわただしく出勤していきます。そんなとき、「うちの人は私に無関心なのだ」と決めつけるのではなく、たとえばメールで「私の髪型が変わったこと、気がついた？」と送信します。すると夫から「うん。照れくさくて口にできなかったけど、よく似合っているよ」という返事が届くかもしれません。

逆に、ご主人が何か大切な会合やパーティに出席するため、新しいスーツやネクタイを身につけるとします。そんなご主人に「わあ、カッコいい!」とほめてあげます。「そうかあ?」などと言いながらも、ご主人は内心、喜んでいるものです。

いろいろな職業、いろんなタイプの夫婦がいますから、ここにあげた例がすべて当てはまるわけではありません。しかし、そういう些細なことに気を配ることが大事なのです。そうした積み重ねによって互いに男と女としての原点に戻ることができ、さらに夫婦としての絆が深まり、結果的に依存症状を発症しなくなるのです。

この章の最後に言いたいのは、性依存症の治療には、患者さん本人はもちろん、家族にとっても何より継続が大切だということです。繰り返しになりますが、完治しない心の病気だからこそ、症状が出ないように家族がそれぞれの立場で気を配り、寄り添ってあげることが必要なのです。

そういう気遣いは、いつしか患者さんにも伝わります。伝われば、それが症状の出ることを抑えるストッパーにもなります。これを続けているうちに、それぞれが夫婦のあるべき形にたどり着くのです。どうか根気よく治療を続けることを忘れないでください。

第5章　私たちがめざす新しい精神医療システム

心の病気はどこで治療を受ければいいのか

前章までで、心の現代病・性依存症の実情や背景、治療法、さらに患者家族支援などについて述べてきました。最後の章であるこの第5章では、もっと視野を広げ、日本の精神医療全体を見ていきたいと思います。

現在、日本には「心の問題を抱える人」が約三九〇万人いるといわれています。心の病気＝精神疾患といえば、かつては統合失調症、アルコール依存症、ノイローゼ、うつがそのほとんどを占めていました。しかし、先にも述べたように、複雑多様化した現代社会は、新しいタイプの心の病を次々に生み出してきました。

若い人に多く見られる新型のうつや発達障害、それから本書で取り上げたさまざまな依存症（薬物、摂食障害、ギャンブル、性犯罪、万引き、自傷行為、ネット依存など）です。はっきりした症状として出ていなくとも、社会に適応できず、生きづらさに悩んでいる人たちを加えれば、三九〇万人の三倍にも及ぶと思われます。

では、そうした新しいタイプの心の病気を抱える人は、どこで治療を受ければいいのでしょう。現在、日本には精神科の医療施設として次の三つがあります。

・精神病院
・メンタルクリニック
・デイナイトケア

精神病院は、いうまでもなく入院施設です。私が精神科医として初めて医療の現場に出たのは昭和三七（一九六二）年、福島県の精神病院でした。当時、精神病院の入院患者は、精神分裂病と呼ばれていた統合失調症、アル中と呼ばれていたアルコール依存症、あるいは躁うつ病の人たちでした。

彼らは病気のせいで暴れたり、わめいたり、暴力をふるったりして周囲に迷惑をかけることが多く、半ば強制的に精神病院に収容されていました。家族もそれ以外の選択肢がなかったというのが実情でした。そして、統合失調症の患者さんなどは、ほとんど一生を病院で過ごす例も少なくなかったのです。

私の経験をお話しした章でも述べましたが、かつての精神病院は閉鎖型で、患者さんを鍵のかかる病室に閉じ込めていました。たいていの精神病院は、人里離れたところにあり、それはまさに「社会からの隔離」そのものでした。現在はかなり改善されていますが、「とりあえず入院しましょうか」という医師の言葉によって長期入院になるという点は、あまり変わっていないといえます。

次のメンタルクリニックは、外来患者さんが受診する施設です。通常、駅近くのきれいなビルの一室を借り、精神科医一人と数人のスタッフが運営しています。交通の便がよいので、社会生活を送りながら、定期的に受診できます。手軽さがメンタルクリニックの利点ですが、課題もあるのです。

たとえば依存症の場合、依存症から回復するには、プロセスを踏まえた医師のていねいな治療・指導が不可欠ですが、メンタルクリニックでは現実的に、それができない事情があります。医療側のナマナマしい話ですが、保険点数の問題です。

外来診療の場合、一日に少なくとも三〇人以上の患者さんを診なければ、クリニックの経営が成り立ちません。これが駅近くのオフィスビルの一室を借りてやるとなると、採算ラインは五〇人以上に上がってきます。これを診療時間八時間として計算すると、一人の患者さんあたり九分強です。

これでは依存症治療には、とても十分とはいえません。結果、実際の診療では、「とりあえず大丈夫そうですね。じゃあ、一ヵ月分のお薬を出しておきますから、また来月になったら来てください」、精神科医はこの言葉で終わりがちです。目に見えない心の病気に向き合うのに、これでは時間がなさすぎます。

心の病気を抱えた人たちは、その病気から回復し、社会復帰したいがために治療を受けるわけですが、いつ退院できるかも分からない精神病院、ほんのわずかな診察時間のメンタルクリニック、どちらもベストとはいえないようです。

その点、私たちが取り組んでいるデイナイトケアの役割は、入院でも外来でもない「社会復帰に向けた居場所」の提供です。患者さんは一般の健康な人たちが通勤・通学するのと同じように、毎朝決まった時間にクリニックへやってきます。通院に都合の悪い患者さんには無料の送迎車もあります。患者さんには統合失調症の人もいれば、依存症の人も発達障害の人もいます。

そうしてクリニックまで来れば、その日その日で「やるべきこと」が用意されています。毎日工夫されたさまざまなプログラムに取り組み、年間行事やイベントに向けた盛り上がりもあります。それぞれに役割を持って、みんなで一つのことに取り組む一体感と達成感を得る。強制的に何かをやらされるわけではありませんから、ボーッと見ているだけの人もいますが、それはそれでいいのです。そこにやってきて、そこにいることが目的であり、治療の一環なのです。

こうして規則的な生活で心と体を安定した状態において、自分の心の病を理解し共存しながら、社会復帰に向けて少しずつ前進していけるのは、デイナイトケアしかないと私たちは信じています。しかし、これに取り組む医療機関は圧倒的に少ないのが現状です。

日本の精神病院が先進国の中で突出して多いのはなぜ？

いま、デイナイトケアが「圧倒的に少ない」と述べましたが、それと反対に「圧倒的に多い」、むしろ多すぎるのが日本の精神病院です。読者のみなさんは、精神病院には馴染みがないでしょうし、病院はたいてい郊外の目立たないところにありますから、多すぎるといっても、ピンとこないかもしれません。

表5－①をご覧になってください。これは一九六〇年から五〇年間における主要先進国の精神科病床数の推移をグラフにしたものです。

一目瞭然ですが、一九六〇年には病床数の少なかった日本は、その後右肩上がりで増えています。一九八五年以降、世界の国々がどんどん精神病院を減らしているのに比べ、日本は増えこそしていないものの、多くの精神病院を残しています。

人口の差もありますから、「一〇〇〇人当たり」の病床数で比べてみましょう。アメリカが〇・六床、イギリスが〇・五床、イタリアにいたっては〇床です。イタリアは七〇年代末から二〇年をかけ精神病院を全廃したためですが、それについては後述します。

それら諸国に比べ日本は、一〇〇〇人当たり二・七床もあるのです。先進国の中で一床を超

［表5－①］ 世界各国における精神科病床数

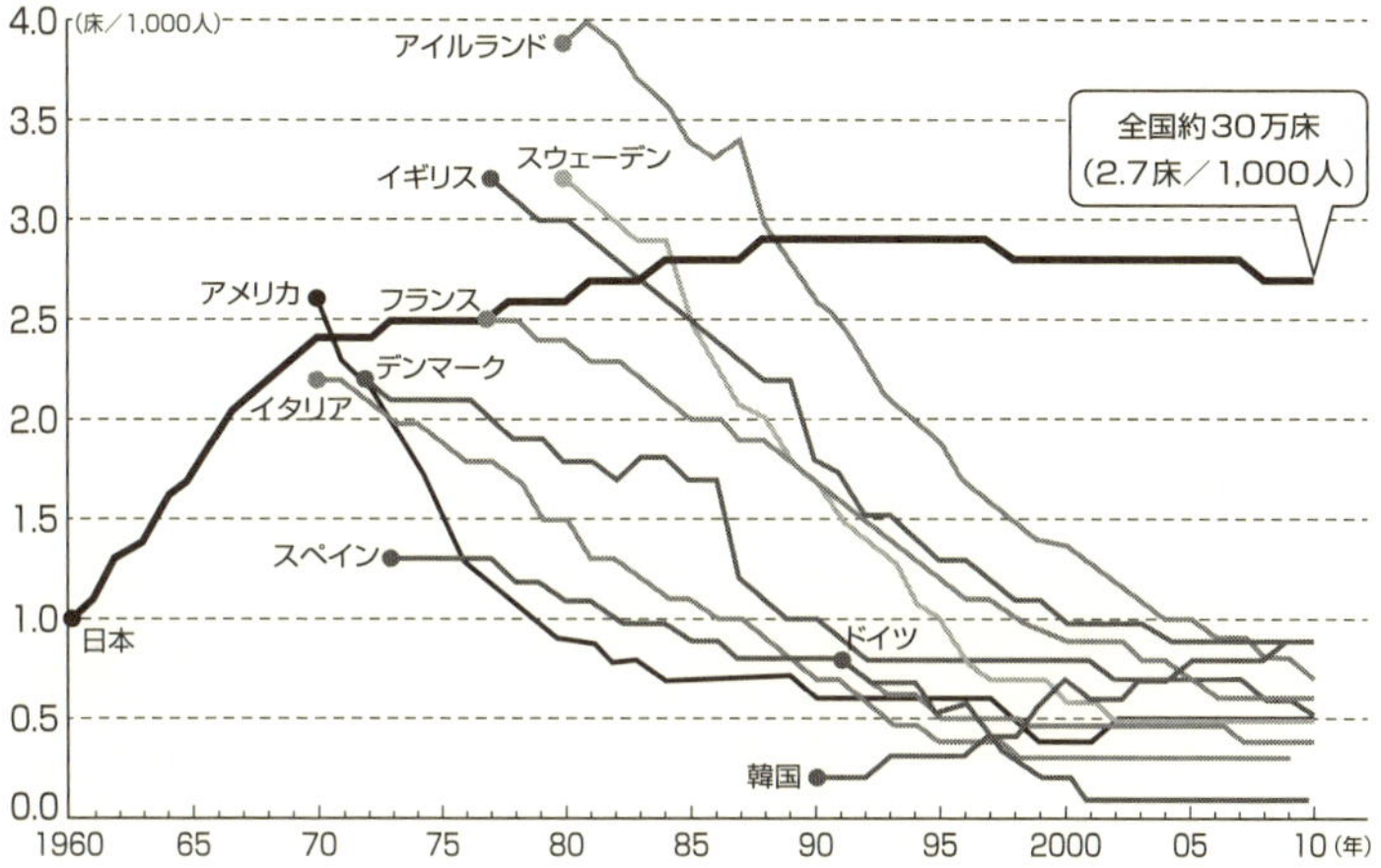

＊OECD Health Data 2012、2002年を基に作成

えているのは日本とベルギー、オランダですが、二床以上は日本だけです。つまり日本は世界中でも突出して精神病院が多い国なのです。どうしてそんなことになったのか、それを理解するには歴史的経緯をたどる必要があります。

戦後日本の精神医療は、一九五〇年に成立した「精神衛生法」によって本格的にスタートしました。敗戦後五年、心身ともに疲弊した国民のなかにあって、精神病患者を救わなくてはいけないという認識の下に始まったのです。それはいいのですが、問題はそのあと、国には十分な数の精神病院をつくるだけの予算がなく、民間の投資に丸投げしてしまいました。「国策に乗り遅れるな」という掛け声のもと、医療関係者はもちろん、それ以外の異業種からも精神病院建設が相次ぎました。

　その結果、終戦時の一九四五年にはわずか四〇〇〇床だった精神病院の病床数が、五五年には四万床に増え、六五年には一七万床、七五年二五万床、そして八五年には三七万床にまでうなぎのぼりに増えていきました。欧米諸国のほとんどが病床数を減らしてきたなかで、この増え方は異常ともいえるものでした。

　そんな異常な急増の理由は、一言でいえば「金儲け主義」によるものです。もちろん、最初は精神科の医師も、人道的に精神病患者を保護しようと考えたはずです。ところが、戦後になってある転機が訪れます。戦前・戦中を通じて結核は日本人の国民病でしたが、特効薬の開発によって一変しました。それまで結核患者の療養所として全国にあったサナトリウムが、次々と精神病院に姿を変えたのです。それまで抱えていた結核患者がいなくなってしまい、病院存続のために精神病の分野に目を向けたわけです。

　これは、資本主義の論理からすれば仕方のないことかもしれません。ただし、参入の急増によって精神病患者の奪い合いが始まり、むやみに病床数を拡大して患者を入院させるようになりました。

　加えて昔は、精神病患者はあたかも〝犯罪予備群〟のように見なされており、人権が尊重されていませんでした。つまり精神病患者は「社会防衛的観点」という不当な建前のもと、院内に閉じ込められたのです。詰め込み主義ともいうべき悪習によって、数十年の長期入院を強いられる患者もいました。

こうした日本の精神病院事情を問題視したのがＷＨＯ（世界保健機関）です。一九八五年、精神病院の数を当時の三七万床から減らすよう勧告しました。日本政府も勧告を受け止め精神病院側に働きかけましたが、現在の病床数は三〇万床、つまり三〇年余りかかっても七万床しか減っていません。民間に丸投げしてつくらせた経緯もあり、「廃業しなさい」と命じるわけにいかなかったのです。

現在、国の医療費約四〇兆円に占める精神医療の割合は約二兆円ですが、そのうちの実に八割が三〇万人の入院患者の治療に充てられています。外来患者は一〇倍以上の三五〇万人もいるのですが、残りの二割だけです。

精神病院側は医療予算を継続させるためにも、より患者の奪い合い・抱え込みに躍起になっています。長期入院で一番儲かっていた統合失調症の患者が減ってくるとアルコール依存症の患者の受け入れ数を増やし、それも減ってくると認知症患者に目を向けるという具合です。

こうした実情を見ると、日本の精神医療はあまりにもいびつな状況にあるとしかいえません。

WHOが示した精神医療に関する行動指針

二〇〇一年、WHOは世界保健デーのテーマを「精神保健」として、発展途上国を含めた世界中の国々における精神医療サービスの現状を報告しました。そして一〇項目の「行動指針」を発表したのです。そこには、日本の精神医療のあり方を見直す多くの貴重な示唆が含まれています。

行動指針の主なものを見ておきます。

・精神医療を一般医療の枠の中で提供すること
・地域で精神科治療を提供すること
・一般住民の啓蒙を行うこと
・国の精神医療政策、プログラム、法的整備を行うこと
・地域精神保健を評価すること

先ほど一九八五年にWHOが日本に精神病院を減らすよう勧告したことを述べましたが、これは第二次世界大戦後の世界の精神医療に対する大きな変革の流れの一環といえます。二〇〇一年の行動指針でも、その流れがより明確にされています。

それは「病院中心の精神医療」の時代から「地域中心の精神医療」の時代へというものです。そして、先進国における単科の精神病院については、その「閉鎖」を世界の行動指針として明瞭に示しています。

それに反し、日本の精神医療の現状が、いまなお精神病院中心であり、国の年間精神科医療費の八割（一兆六〇〇〇億円）が精神病院の入院治療費に投入されていることも前述した通りです。

世界の潮流に逆行するような日本の精神医療は、国が民間に丸投げしたことが精神病院の乱立を招いたわけですが、一方、長期入院を余儀なくさせている要因が別にあります。それは精神障害者の地域ケア・受け皿が少ないため、退院を困難にしているのです。また支援・ケア体制も不十分なため、退院しても自立した社会生活を送ることが非常に難しいのです。

では、どうすればいいのでしょうか？　民間病院が大多数を占める日本では、イタリアのように精神病院を全廃するなどの急激な変革は、現実的に無理です。唯一の道は、ＷＨＯの行動指針にも提示されているように、「地域医療」を推進することです。

退院した患者さんが自宅から通える地域医療センターを全国各地につくること、そして社会復帰できるような支援・ケア体制をつくることです。これらを国が法整備して率先して取り組むこと、それ以外にありません。

読者のなかには、私が〝絵に描いたモチ〟のような理想論を語っているにすぎないと思われる方もいるかもしれませんが、決して絵に描いたモチではありません。いま私が述べたことを現実のものにしている国があるのです。それがイタリアです。

イタリア精神医療改革の立て役者、バザーリア

この章の初めに掲げたグラフをもう一度ご覧になってください。一九七〇年には他の欧米諸国と同様に精神科病床数の多かったイタリアが、七〇年代末からその数を減らし始め、それこそ右肩下がりとでも呼びたいほど、減少していることがお分かりのことと思います。

一九七八年、イタリアの精神医療にとって画期的な法律「一八〇号法」が制定され、精神病院を全廃することが定められたからです。減らすどころか全廃というのは、世界でも初めてのことです。その法律制定の立て役者となったのが、カリスマ精神科医のフランコ・バザーリアであり、彼の名をとって一八〇号法は別名「バザーリア法」とも呼ばれています。

そのバザーリア医師の歩みを簡単にたどっておきます。

バザーリアは一九二四年、イタリア・ヴェネツィアに生まれました。高校時代、ファシスト独裁政権に対するレジスタンス運動に参加しましたが、仲間の密告によって六ヵ月間、刑務所

に囚われの身になりました。劣悪な刑務所の環境に嫌悪感を覚えたバザーリアは、精神科医を志し、ドヴァ大学医学部に進学、あらゆる分野の本を読み漁りました。

とくに先鋭的な黒人精神科医として知られるフランツ・ファノンに多大な影響を受けた若きバザーリアは、危険思想の持ち主と見なされたのか、閉鎖的な大学組織から三度も追放されました。そして左遷されて、地方のゴリツィア県立精神病院院長として赴任、三七歳の彼は、ここで精神医療改革の第一歩を踏み出すことになったのです。

当時の精神病院は、社会から隔絶された場所にあり、高い塀に囲まれた閉鎖病棟でした。施錠された病室の中で、患者を拘束して押さえつける〝治療〟が行われていました。これはイタリアに限らず、日本も含め世界中の精神病院が同じような状況にあり、それを当然としていたのです。

しかしバザーリアは敢然と立ち向かい、改革運動を始めました。患者たちの拘束を解き、閉鎖病棟のドアを開け、病院を取り囲む壁まで取り壊しました。さらに患者の服装を自由にし、私物を返却。自治会組織をつくり、一時帰宅を許したり、患者たちの遠足や音楽会を催したりしたのです。入院患者たちはしだいに人間としての尊厳を取り戻していきました。

ところが、旧弊を破ったバザーリアの改革運動は地元行政の猛反対の前に頓挫してしまいました。別の精神病院に移った彼は、同じように改革を試みましたが、やはり行政側の妨害活動にあいます。また行政だけでなく、既存体制を守ろうとする精神科の権威たちに圧力をかけられ、マスコミも人々の不安をあおるような記事を書きたてたのです。

そのため、またも頓挫しましたが、バザーリアはひるむことなく、著作などを通じて精神医療改革の必要性を訴え続けました。

一九七一年、バザーリアはトリエステ精神病院院長に就任。幸いなことに、先見性のある州知事がバザーリアの改革運動を支持したのです。彼はそれまでの経験から、より大胆な活動へ踏み出しました。精神病院を閉鎖させることと、それに伴い必要となる地域医療への移行です。

そのためには外部のネットワークを構築する必要があります。バザーリアは協力者として「民主精神医学」という運動組織を結成。改革を説く彼の著作の影響もあって運動は広がり、ついに最初の地域精神医療施設を開設したのです。

そして一九七八年五月、イタリア議会においてバザーリア法（一八〇号法）が制定されました。「イタリア全土の精神病院を閉鎖し、病院勤務の精神科医は地域の医療施設で治療にあたる」、改革というより革命ともいうべき内容です。しかし、イタリアは地域格差の大きな国であり、早期の精神病院全廃を願っていたバザーリアの志はなかなか実現しませんでした。

法律ができて二年後、彼は脳腫瘍で他界。イタリア全土の精神病院が閉鎖されたのは、それから二〇年近く経った一九九九年のことでした。

イタリア型精神医療に学ぶ

私は東京工業大学保健医療センター教授を定年前退職した一九九二年、東京・池袋に榎本クリニックを開業しました。創設の念頭にあったのは、フランコ・バザーリアの精神医療改革にほかなりません。「精神病院での治療から地域での医療」を掲げ、幾多の困難を乗り越え世界に先駆けて改革を実現したバザーリアの志を、自分なりに継ぎたいという思いからです。つまり、旧弊が色濃く残る日本の精神医療を、イタリア型をモデルに変えていこうと決意したのです。

では、バザーリアが亡くなったあと、イタリアの精神医療は具体的にどうなったのでしょうか。それを自分の目で確かめるべく、私はこれまで三度にわたり、二〇州からなるイタリア全土を訪問・視察してきました。

次ページの**図５－①**をご覧ください。イタリアの地方保健制度の概要を図にしたものです。紙数の都合上、あまり詳しくは述べられませんので、一番大切なポイントだけを説明しておきましょう。

まず、図中の「地域精神保健センター」。全国各地に七〇〇カ所あり、精神科医や看護師が

[図5－①] イタリアにおける地方保健制度の概要

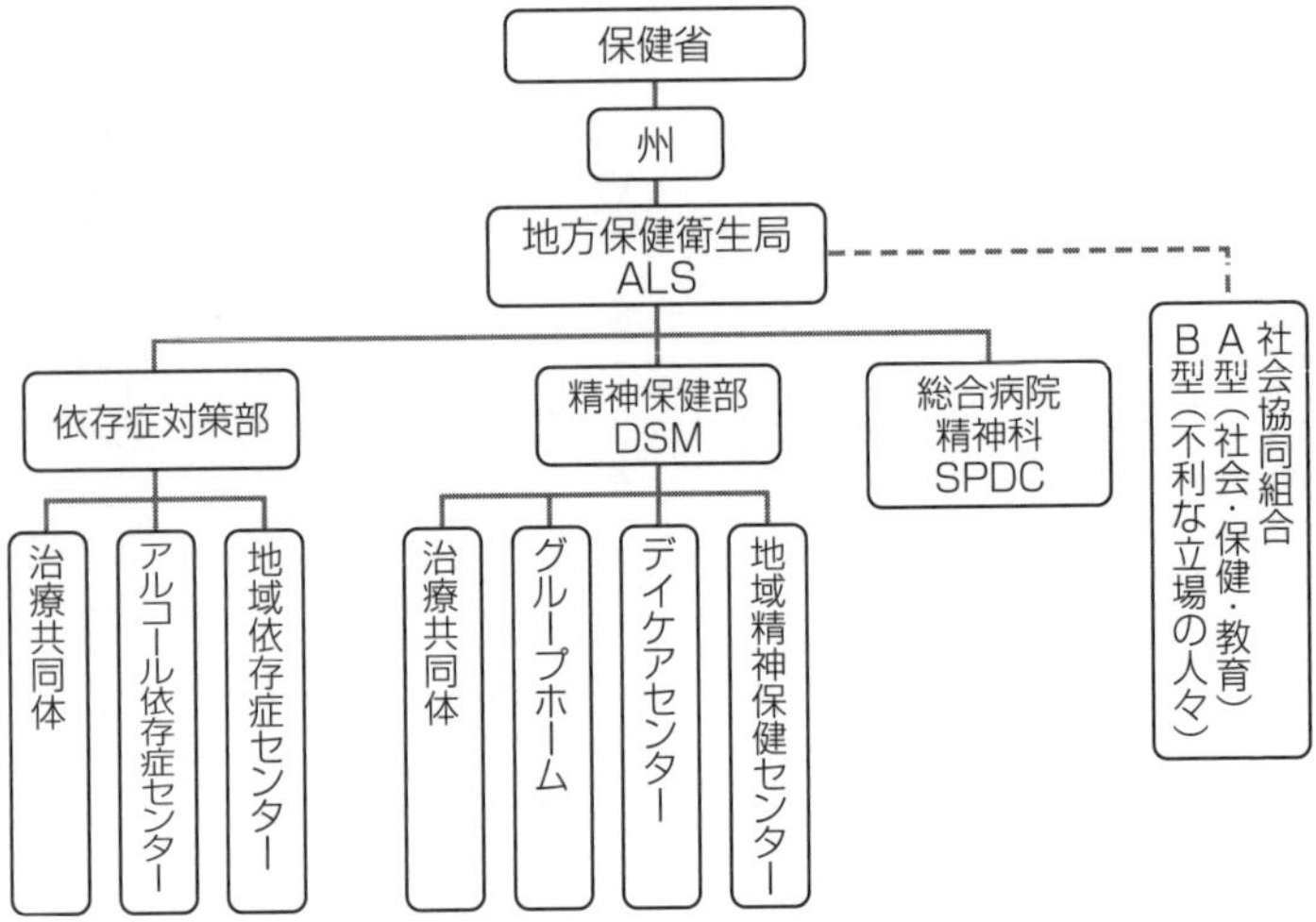

常に待機し、患者の治療はもちろん、住居の手配から仕事斡旋まで行っています。つまり、これまで精神病院に入院していた患者さんたちは町へ出て、自分でアパートを借りて住めるようになったわけです。

社会のなかで生きていくためには、単に町や村に住まうというだけでは十分ではありません。自分の仕事を持って与えられた役割を果たし、収入を得て自立する（あるいは自立をめざす）ことが必要です。それを「地域精神保健センター」がサポートしているのです。この仕組みによってイタリアでは、心の病を持つ人たちも、健常者と同じように社会の中で仕事をして生計を立てています。

その社会生活を担っているのが、図中の「社会協同組合」組織です。A型・B型とあり、前者は社会保健サービスおよび教育サービスを提供する事業体。後者のB型は、従業員の三分の一が「社会的に不利な立場の人々」で構成される生産経営体です。社会的に不利な立場の人々として、心の病を持つ人をはじめ体の障害、薬物やアルコール依存の人たちが働いています。

その業種も伝統工芸品や工業製品の製造から、ビル清掃、公園や緑地の管理をはじめ、商業、建設業、農業、サービス業など多岐にわたっています。この社会協同組合は、バザーリアの「患者とともに、住居、金、仕事を作り出していく」という思いが結実したものなのです。

先ほど述べたように私は、イタリア全土の精神医療施設を訪問・視察しましたが、その中でバザーリア改革の象徴の地ともいうべきトリエステについてお話ししましょう。

イタリア北東部に位置するトリエステは、人口約二〇万人、アドリア海に面した港湾都市です。かつてこの市にあったサン・ジョバンニ精神病院はヨーロッパでもよく知られた大きな精神病院でしたが、バザーリアと彼を支持する州知事らの革命的運動によって閉鎖されました。

現在、精神病院の跡地は公園となり、そこにトリエステ地域保健サービス網が形成されています。具体的には工業高校や大学などの教育施設、WHO研究施設、地域保健事業体AASの施設などが分散して建てられています。

廃止された精神病院に代わって「精神保健局」が設立され、その下にはさまざまなプロジェクトが稼働しています。たとえば、三六五日、二四時間体制で活動する四カ所の「精神保健センター（CSM)」。ここは地域住民すべての人がいつでも利用でき、無料サービスとなっています。

総合病院内には「精神科診療サービス」が設置され、緊急の要請を受け、それぞれの管轄する精神保健センターへ送ります。また、精神保健センター、社会協同組合との連携・協力のもと、患者さんの職業訓練や就職活動支援などを行っています。

他にも詳しく述べていけばキリがありませんが、心の病気を持つ患者さんを社会の一員として迎え入れる仕組みがきめ細かく作られています。精神病院という閉鎖空間でなく、自宅やアパートに住みながら、定期的に治療を受け、また仕事をして収入を得るシステムを創り上げたのは立派というほかありません。

トリエステの精神保健局のある場所に、開放のシンボル「青い馬」の彫像が置かれています。一九七七年、バザーリアや改革運動の同志たちと何百人もの入院患者が「青い馬・マルコ」を連れてトリエステの街を行進し、精神障害者の開放と精神病院の廃止を訴えた、それを記念するものです。

その「青い馬」の彫像の前に立ち、私は精神医療改革の先駆者フランコ・バザーリアにしばし、思いを馳せたものでした。

日本型精神医療をどう変えていくべきか

イタリア型精神医療に学ぶといっても、私は「日本の精神病院を全廃せよ」と主張しているわけではありません。イタリアでは精神病院のほとんどが国立や州立でしたので、行政を巻き込んだ大改革が可能になったのですが、逆に民間病院が大多数を占める日本では現実的ではありません。もし急激な改革をすれば、多くの患者さんを路頭に迷わせてしまうことにもなります。

心の病を抱える人たちを社会から隔離し、精神病院に閉じ込めるべきではないというバザーリアの志を継承しつつ、どう具体的に日本の精神医療を変えていけばいいのか、私なりに考えてみました。

現代の日本では、かつて心の病の代表格だった統合失調症やアルコール依存症の患者さんはかなり減りましたし、薬剤の開発が進んだことで症状をコントロールできるようにもなりました。その代わりに増えてきたのが新型うつや発達障害、性依存をはじめとした各種依存症の患者さんです。

そういう新しいタイプの患者さんを精神病院に閉じ込めても、入院治療の効果はあまり望めません。悪化して入退院を繰り返すばかりです。またアメリカでは、性依存症の人が性犯罪を働いた場合、片っ端から逮捕し、収監しています。いわば刑務所を精神病院の代わりに使っているわけですが、刑罰で依存症は回復しません。

また、性依存をはじめとする各種依存症者は、表面的には周囲も気づかないほど軽症であり、ごく普通の社会生活を送っている人たちが多いものです。しかし、その病理は根が深く、精神病院でも矯正施設でもない治療の場で、根気よく治療していくほかに回復の道はありません。

では、どういう治療形態がいいのか、考え抜いた末に行き着いたのが、精神病院（入院治療）と外来クリニックの中間に位置する「地域精神医療福祉センター」「デイナイトケア」だったのです。

その発想から東京・池袋の駅近くに最初のクリニックを建設しましたが、前述したように当初は地元の方々に猛反対され、苦労しました。精神病イコール異常者という昔からのとらえ方がまだ根強くあるからですが、年を追うにつれ、私たちの考え方・姿勢が理解され、地元からも受け入れられるようになってきたのです。

「ヒューマンファースト」が心の病治療のキーワード

日本の精神医療改革の先鞭をつけようと思い至り、始めたのが「デイナイトケア」です。これは朝の九時から夜の七時まで、クリニックで患者さんの面倒をみる集団精神療法です。大切なのは入院せずに毎日、自宅に戻っていただき、一般の人と同じような生活を送る、そのサポートをするということです。自分の病気について学んだり、悩みを打ち明け合ったりして、各自が自分のやりたいことを選んで各種のプログラムに取り組みます。

プログラムの例として和太鼓やボクシングなど、先にも少し触れましたが、まだまだたくさんあります。たとえば囲碁・将棋などのゲームから、ゲートボール、フットサル、空手などのスポーツ、絵画教室、よさこいソーランなどの文化・芸術まで多岐に及んでいます。

また、正月には獅子舞を呼んだり、夏には盆踊り大会を開催したりと、年中行事も充実させています。さらに毎年、患者さんたちと一緒に海外旅行へも出かけます。これまで香港やハワイ、ヨーロッパ、アメリカ、中国、韓国、台湾、シンガポール、タイ、ベトナムなどへ行きました。どの活動も、患者さんの一体感を高め、治療にもよい効果が出ています。

こうした活動の中心にあるのは「ヒューマンファースト」と「医の愛」の信条です。精神病患者だからといって特別視するのではなく、一人の人間として向き合うという基本的な姿勢を忘れてはいけないという思いから、ヒューマンファーストを掲げたのです。肝心の治療についても、アルコール依存症や統合失調症、薬物やギャンブル依存症、性依存症、そして新型うつ病と、症状により専門分化したうえで充実化をめざし、日本ではまだ数少ないデイナイトケアの拡充にも注力してきました。

私たちの姿勢や努力がしだいに評価され、クリニックも広がっていきました。現在では池袋本院の他に新大塚・飯田橋・御徒町・大森・小岩と都内六カ所にそれぞれ榎本クリニックを構えています。どこも、患者さんが通院しやすいように電車の駅近くに位置しています。しかし、これで十分かといえば、反対にまったく足りません。

イタリアには全国七〇〇カ所の地域精神医療センターがあります。人口が約六〇〇〇万人ですから、一〇万人に一カ所の割合で、これを日本に当てはめれば、一〇〇〇カ所が必要という計算になります。とくに人口が集中している東京では、少なくとも一〇〇カ所は必要なのです。

文字通り道遠しの感がありますが、実現できれば地域社会のなかで患者さんをケアしていくことが可能になります。地域精神医療の設置は本来、国が主導してしかるべきですが、「医療は民間に」が基本の日本では、望むべくもありません。ですから私たちとしては、少しでも当院の数を増やすだけでなく、同じ志を持つ医療関係者たちが立ち上がってくれるのを心から待ち望んでいます。

精神科医としての私の歩みを振り返ってみると、これまで強い逆風もあり、バッシングもありました。それでも何とか、ここまでやってくることができました。私が半世紀以上にわたって現状を変えようと、必死にもがき苦しんできたことは、一〇〇年後、二〇〇年後の社会では、「なんだ、当時はこの程度のことで苦しんでいたのか」と苦笑されるほど、些細なことになっているでしょう。それでも「確かにこの時代のこの一歩が方向性を変えるきっかけになったんだな」と言われるような足跡を残すことができるなら、この上ない幸せです。

おわりに　――私の活動を支えてくれる職員や患者さんに感謝

この本を最後まで読んでいただき、ありがとうございます。性依存をはじめとする依存症について、十分にご理解いただけたでしょうか。また、患者さんの治療・支援のため新しいシステムをつくり、日々取り組んでいる私たちの活動を併せて知っていただければ、実に嬉しい限りです。

本文中でも述べたように、当クリニックには約三〇〇人のスタッフが働いています。医師や看護師、臨床心理士、精神保健福祉士、助手など彼らの献身的な働きがなければ、私の思いも空回りするだけで、とうていここまでたどり着くことはできなかったでしょう。

また、デイナイトケアに通って来る患者さんも大変だろうと思いますが、共に歩んできた同志として感謝します。

本文では触れませんでしたが、六つのクリニックのほか、私はこれまで七つの学会を立ち上げました。「全国大学メンタルヘルス学会」「日本精神衛生学会」、「日本デイケア学会」「日本学校メンタルヘルス学会」「日本外来精神医療学会」「日本『性とこころ』関連問題学会」「日本『祈りと救いとこころ』学会」です。

社会によってつくられた心の病を患ってしまった人たちを、社会のなかで受け入れて助けていこうとするならば、まず精神科医が率先して社会に出て行かねばなりません。とくにこれからの若い精神科医には、診療室・研究室を出て、さまざまな分野の人たちと議論し、精神医療を多角的に追究していくことに関心を持ってもらいたいという思いから、それらの学会を立ち上げたのです。

七つの学会の立ち上げや運営、講演会やシンポジウムの開催、機関誌発行なども、クリニックのスタッフたちの協力なくしては不可能です。日々の診療やデイナイトケア活動に追われながら、積極的に力を貸していただいている職員全員に心から感謝を述べたいと思います。

また、本文中にも論文を引用させてもらった大森榎本クリニックの斉藤章佳君は、日本で初めて性依存の痴漢行為に焦点を当てた著書『男が痴漢になる理由』を世に出しています。彼ならではの的確な分析が随所で展開されており、私も多々教えられ、本書執筆に当たって大いに参考にさせてもらいました。ここに改めてお礼を言いたいと思います。

現代病である依存症、ことに性依存症について一般読者向けに書かれた書籍がほとんどないなか、この本がその最初のものとして、多くの人々に読んでいただけるなら、私にとってこれに勝る喜びはありません。

二〇一九年五月吉日

医療法人榎本クリニック理事長　榎本　稔

参考文献一覧

『性依存症の治療』榎本稔（金剛出版）
『性依存症のリアル』榎本稔（金剛出版）
『よくわかる依存症』榎本稔（主婦の友社）
『男が痴漢になる理由』斉藤章佳（イースト・プレス）
『アルコール依存症は治らない〈治らない〉の意味』なだいなだ・吉岡隆（中央法規）
『ヒューマンファーストのこころの治療』榎本稔（幻冬舎）
『メンタル医療革命』榎本稔（ＰＨＰ研究所）
『榎本稔著作集Ⅲ・Ⅳ・Ｖ』榎本稔（日本評論社）
「性とこころ」2017 Vol.09/No.01（日本「性とこころ」関連問題学会）
「Tomorrow Ⅷ　ヒューマン・ファースト」（医療法人榎本クリニック）

やめられない人々《ひとびと》

2019年7月31日　初版第1刷

著　者――――――――榎本《えのもと》 稔《みのる》

発行者――――――――坂本桂一

発行所――――――――現代書林
〒162-0053　東京都新宿区原町3-61　桂ビル
TEL／代表　03(3205)8384
振替00140-7-42905
http://www.gendaishorin.co.jp/

ブックデザイン――――藤田美咲

図　版――――――――本間公俊

印刷・製本　広研印刷㈱
乱丁・落丁本はお取り替えいたします。

定価はカバーに
表示してあります。

ISBN978-4-7745-1787-2 C0011